U0233021

人民日报记者王君平是位有良心有善念的记者。他是记者中的铁杆中医，为中医发展鼓与呼，对中医发展中遇到的问题一针见血、入木三分，为百姓就医指路导航，营造良好的舆论氛围。他的文章说出中医人的心声，给中医人极大鼓励。向王君平致敬！为王君平点赞！

中医药学发展的核心是"勿忘初心"，遵循自身发展规律，借助现代成果与科技，发挥优势，在解决重大健康问题中做出贡献。王君平的大作道出了中医药人的心声，写出来了中医药人的困惑，同时也阐明了他对中医药发展的信心与理念，读之使人奋进，满满的正能量！特此推荐。

甘肃省卫生计生委原主任　刘维忠

《人民日报》这个重量级的报纸，经常会及时发出一篇篇力挺中医的文章，立论有据，言之有物，不偏不倚，切中时弊。其三观之正，专业之精，让我这个老中医心生佩服。我的确很好奇他的文章是如何写出来的，在现代社会能够独立思考并保持清醒头脑的人并不多。现在君平要将自当你身处的环境，大多数人不仅不以不懂中医为耻，反而以懂西医为荣的时候，你如何坚定自己的立场，不随波逐流。己的文章结集出书，我特意写此文祝贺他。相信读者能从他的文章中找出中医衰落的原因，找到中医振兴发展的方向。感恩这个时代，

感谢各位同道！

世界针灸联合会主席　刘保延

中医到底该如何发展？这个问题关系到中医的生死存亡，迫在眉睫。本书具有非常宽阔的视野，在收集详实的资料的基础上，深入地探讨了中医的发展之路，真实地反应了中医发展的现状。其中有触目惊心的反思，有入木三分的分析，有冷静合理的建议，令人警醒，令人振奋，几乎是近一时期关于中医思考的一次大的总结，对于中医界的有志之士，此书确实为启发思路的要著，对于未来中医的发展，此书所做的探索工作，意义重大。

厚朴中医学堂堂主　徐文兵

中医学者　罗大伦

推荐语

在当前的舆论生态中，希望本书能带来一份冷静的思考，激发更多理性的分析，让中医声音更嘹亮。

国家卫生计生委副主任、国家中医药管理局局长、中华中医药学会会长　王国强

希望借助本书的出版汇聚中医力量，传播中医声音，讲好中医故事，让更多的人认识中医药、了解中医药、信赖中医药。

中国工程院院士、中国中医科学院常务副院长　黄璐琦

弘扬祖国中医药学，为世界人民造福！

首届国医大师　路志正

作为人民日报记者，王君平非常勇敢地担当，近年来，写下了许多观点精辟和犀利的文章。今天这些文字汇编成书集中地呈现给读者，确实是民众的福气，更是我们中医药人士的幸事。我很荣幸受王君平先生的邀请为此书写几句话！我的荣幸来自我对王君平先生文章中许多观点的认同，特别是他的文章对许多激烈争论的观点拿捏得恰到好处。我的荣幸还来自我对王君平先生人品的欣赏。他为人谦和，待人以诚，这些包容的品格与他文章的风格形成鲜明的对照，恰到好处地展现了他一个完整的人。至于书本身，我不必再赘述，我相信读者自然会从自己的人生阅历中找到所需的养分。

北京中医药大学校长　徐安龙

中医的名义

《人民日报》中医评论员

王君平 / 著

山西出版传媒集团
山西科学技术出版社

图书在版编目（CIP）数据

中医的名义/王君平著. -- 太原：山西科学技术
出版社，2017.7（2018.1 重印）
ISBN 978-7-5377-5556-6

Ⅰ.①中… Ⅱ.①王… Ⅲ.①中国医药学
Ⅳ.①R2

中国版本图书馆 CIP 数据核字（2017）第 143027 号

中医的名义
ZHONGYI DE MINGYI

出 版 人：	赵建伟
著　　者：	王君平
责 任 编 辑：	宋　伟　　张家麟
责 任 发 行：	阎文凯
封 面 设 计：	吕雁军
出 版 发 行：	山西出版传媒集团·山西科学技术出版社
	太原市建设南路 21 号　邮编：030012
编辑部电话：	0351-4922134　　0351-4922078
邮　　箱：	shanxikeji@qq.com
发 行 电 话：	0351-4922121
经　　销：	全国新华书店
印　　刷：	山西新华印业有限公司
开　　本：	880 毫米 × 1230 毫米　1/32　印张：9.5
字　　数：	216 千字
版　　次：	2017 年 10 月第 1 版　　2018 年 1 月第 2 次印刷
书　　号：	ISBN 978-7-5377-5556-6
定　　价：	28.00 元

本社常年法律顾问：王葆柯

如发现印、装质量问题，影响阅读，请与发行部联系调换。

为中医药发展鼓与呼

党的十八大以来，以习近平同志为核心的党中央高度重视中医药事业。在全国卫生与健康大会上，习近平总书记强调，要"着力推动中医药振兴发展"。今年的政府工作报告强调，"依法支持中医药事业发展"。国务院印发《中医药发展战略规划纲要（2016—2030年)》，把中医药发展上升为国家战略，对新时期推进中医药事业发展作出系统部署。2017年7月1日，让中医药人翘首期盼30多年的《中医药法》正式实施，这是中医药发展史上的标志性事件。当前，中国经济发展进入新的历史时期，中医药在经济社会发展中的地位和作用愈加重要，已成为独特的卫生资源、潜力巨大的经济资源、具有原创优势的科技资源、优秀的文化资源和重要的生态资源。中医药振兴发展迎来了天时、地利、人和的历史性机遇。

在建设健康中国、实现中国梦的伟大征程中，中医药的独特优势被不断释放。推动中医药健康服务优化升级，满足人们生命全周期健康全过程的中医药需求，离不开媒体传播助力。只有媒体自身了解中医药、接受中医药、热爱中医药，内化于心，外化于行，主动为中医药振臂一呼，让老百姓信中医、爱中医、用中医，不断培育中医药发展的沃土，中华优秀传统文化和岐黄之术才能生生不息。

近年来，各大主流媒体及新媒体推出一大批有思想、有温度、有品质的新闻作品，为中医药事业发展营造良好的氛围。人民日报记者王君平以对发展中医药事业的极端热忱和政治敏锐性，积极回应行业热点，坚持正确新闻导向，传播正能量，弘扬主旋律，以党报为主阵地，力挺中医药，扩大中医药的传播力和影响力。走基层、转作风、改文风，他深入一线采访，撰写了不少深度稿件，把脉发展，思考未来，为中医药发展鼓与呼。最近，这些稿件结集出版，定名为《中医的名义》，在当前的舆论生态中，希望本书能带来一份冷静的思考，激发更多理性的分析，让中医声音更嘹亮。

习近平总书记曾就宣传思想工作强调，要胸怀大局、把握大势、着眼大事，找准工作切入点和着力点，做到因势而谋、应势而动、顺势而为。热忱期望全国广大中医药新闻工作者，俯下身、沉下心，察实情、说实话、动真情，传播好中医药文化，讲好中医药故事，切实把中医药继承好、发展好、利用好。让我们撸起袖子一起加油干，中医药大有可为！

国家卫生计生委副主任
国家中医药管理局局长
中华中医药学会会长

2017 年 4 月

中医药学凝聚着深邃的哲学智慧和中华民族几千年的健康养生理念及其实践经验，是中国古代科学的瑰宝，也是打开中华文明宝库的钥匙，长期以来为中华民族的繁衍和健康做出了不可磨灭的贡献。时至今日，中医药以其独特的疗效和"天人合一""形神合一"的先进理念越来越受到世人的青睐。

然而，在以西方医学为代表的近现代科技文明的冲击下，中医药受到诸多质疑，传统中医药文化环境日益缺失，很多民众难以理解中医药内涵，导致中医药传统的辨证论治等原创思维弱化；中医药传统技术长期得不到应有的传承和保护，日益退化；中医药在理论和临床实践方面的特色与优势未得到有效发挥与传承，逐渐淡化；中医药政策法规和技术标准的制定多参照西医药政策和文件，中医药学科特征和内在规律无法得到充分体现，话语权边缘化。凡此种种，为中医药的发展造成阻碍与困难，给中医药人和深受中医药恩泽的中国人民带来困惑与迷茫。

采一株山间珍草，仿佛触碰到中医药悠远的历史脉络；建一支宣传队伍，如同推开一扇传统中医药的通幽之门。加强正面宣传、提振精神、汇聚力量，营造中医药事业发展的良好氛围，对增强国内外对中医药地位的认同、对中医药价值的认同、对中医药文化的认同，具有极其重要的作用。

王君平同志作为一名党报跑口记者，对中医药宣传充满感情，悉心调研，深度采访，研精覃思，溯往观来，精心撰写了一批精品力作，积极为岐黄之术改革发展鼓与呼。《中医的名义》一书从航天英雄对中医的青睐、民间中医药的发展、中医原创思维的坚持、中医药治未病的优势以及中医药国际化的方法，用通俗的语言深入剖析中医药"弱化"问题，用真实的案例充分阐释中医特色优势，用科学的数据扫清民众对中医药的误解。希望借助本书的出版汇聚中医的力量，传播中医的声音，讲好中医故事，让更多的人认识中医药、了解中医药、信赖中医药。中医药学是祖先留给我们的宝贵财富，是中华民族的瑰宝，这张亮丽的"中国名片"必将助力健康中国，为人类命运共同体造福。

书将付梓，欣然作序，以示祝贺。

中国工程院院士
中国中医科学院常务副院长

2017 年 6 月

"草木蔓发，春山可望。"作为中华优秀传统文化的瑰宝，古老的中医药站在新的历史起点，拉开天时地利人和的发展序幕。正如中医经典所言："寒者热之，热者寒之。"在热风吹雨洒江天之余，亟须冷眼向洋看世界，中医热潮的背后需要冷思考。

作者长期悉心研究中医药，徜徉于杏林之间，坚持坚守的从容，将诸多感悟思考凝诸笔端，力图全方位探究岐黄之术的发展，鼓起奋发进取的勇气，焕发创新创造的活力，让传统中医药与现代中国相得益彰。

本书共分7篇。天时篇，呼吁营造良好的发展环境，打破制约发展的坚冰，为中医发展松绑。道地篇，中医会不会亡于药，中药有药谁来医，中药是药不是草。传承篇，让中医药薪火相传，代有传人，期待杏林春色满园。诺奖篇，青蒿素是传统中医给世界的一份礼物，诺奖并非中医发展的鸡血，期待中医药扬帆远航。未病篇，上医治未病，防胜于治，国人慢性病井喷，要当好的自己的保健医。国际篇，中医药是中华民族的国粹，走出去更有戏，提供的是全球健康的"中国处方"，世界需要中医药。协同篇，西医一条腿长、中医一条腿短，中医西医各有所长，摒弃对手思维，协同发展，实现一碗水端平。中国特色国情决定了医改的中国式办法，中国式办法离不开中医药。

有道是：名正言顺。发展的痼疾，亟须以中医的名义来破解，让中医药堂堂正正地回归。如何把中医药这一祖先留下的宝贵财富继承好、发展好、利用好，成为中医人乃至每个中国人面临的时代考题。

目录

第二章　道地篇：中医会不会"亡于药"

第三章 传承篇：给民间中医一片天

第六章 国际篇：为全球健康提供"中国处方"

莫让中医削足适履

MORANGZHONGYIXVEZUSHILV

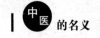

航天英雄为何赞中医

> 中医药存在的价值，在于其特色和优势。只要特
> 色不丢、优势常在、传承不息，中医药必将为呵护人
> 类健康再立新功。

神九飞天，对接天宫，我国成为世界上第三个掌握载人航
天交会对接技术的国家。中国航天员中心医监医保研究室主任
李勇枝介绍，我国研制的中药"太空养心丸"，神九航天员一
天吃三次。从神五、神六、神七到神九，古老的中医药参与保
障航天员健康，助力中国载人航天梦想实现。

此次交会对接，航天员在太空工作生活长达 10 多天。航
天员在太空飞行易发生空间运动病、减压病、立位耐力下降等
三大太空病。事实上，这些并非真正的"病"，而是空间失重
环境引发的心血管功能失调、骨盐丢失、红细胞下降等反应，
是健康人在不正常条件下的生理应激反应。

中医重整体，西医重局部；中医重平衡，西医重对抗。西
医所短，正是中医所长。虽然欧美和俄罗斯等国家对宇航员可
能发生的疾病非常重视，但由于西医的局限性，航天员的健康
问题无法得到全面有效解决。"人与天地相参，与日月相应"，
中医专家对宇航员进行了阴阳平衡的调理。在起航之前，宇航
员都要服用中药来调理气血，同时还配合推拿、针灸等疗法增
强体质。特别是由十几味中药组成的"太空养心丸"，在飞行

中服用，可以预防疾病发生，让失衡的气循环和血循环回归到正常。

中医药在航天上的神奇效果获得验证。中国宇航中心和比利时鲁汶天主教大学，曾共同对宇航员返回地球后的身体状况做了检查。结果显示，中国宇航员的健康状态最佳。诚如航天英雄杨利伟所言："在当代航天医学领域中，从神舟 5 号飞行到神舟 7 号航天员太空行走，中医药有效地保证了航天员在特殊环境下的正常工作，为航天员的身体健康发挥了重要作用。"

虽然中医药在"天上"很风光，但在"地上"却很失落。由于中医药收费低廉，体现不了中医的技术含量，一些中医院生存艰难，纷纷弃"中"姓"西"，诊断治疗几乎与西医院没有差异。如对于闭合性骨折病人，运用夹板固定的中医正骨法费用仅几百元。于是，为了多赚钱，很多中医院改用创伤大、费用高的西医手术治疗，费用至少 1 万元。另外，一些中医药特色诊疗技术、方法也濒临失传。

中医药历经坎坷屡受质疑，至今反对之声仍不绝于耳。面对诸多现实难题，中医药事业发展振兴，必须上升为国家战略。《中医药事业发展"十二五"规划》明确提出："坚持转变发展方式，突出特色与优势。"眼下，中医药发展的最紧迫问题是保护与传承。只有保持独特优势，才能立于不败之地。

中医药存在的价值，在于其特色和优势。未来几十年，人类疾病谱将以慢性非传染性疾病为主，这或许是中医药走向复兴的重大机遇。只要特色不丢、优势常在、传承不息，中医药必将为呵护人类健康再立新功！

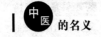

拔罐走红，中医赢了吗

中医无国界，技术有归属。中医药是中华民族的
瑰宝，也是国家的财富。中医药扬帆启航走出国门，
不能丢掉国际话语权，必须制定相应的国际标准，用
法律手段保护好知识产权。

在里约奥运会上，美国著名游泳运动员菲尔普斯身上的
"中国印"引人注目。他这样解释拔罐的妙处："比赛之前我
觉得身上有点酸痛就拔了一次，我身上还从来没出过这么黑的
印，印子就出现在疼得最厉害的地方。"

除了菲尔普斯，体育界喜欢拔罐的"粉丝"不在少数。例
如，美国体操运动员纳杜、游泳运动员库格林，白俄罗斯游泳
运动员桑科维奇，都是拔罐爱好者。许多参加里约奥运会的运
动员露出拔罐后的印记，或淡或浓的暗红色，在背部、在手
臂、在额头，格外引人注目。

拔罐走红，并非偶然。以菲尔普斯为例，他共获得奥运金
牌 23 枚，本可享受全球最先进的医疗技术，偏偏拔火罐让他
欲罢不能，原因在于其无可替代的疗效。除了拔火罐之外，针
灸、推拿等中医疗法已经成为全球体育界运动康复的重要手
段。尽管东西方文化有差距，但中医神奇的疗效有目共睹。据
最新统计，中医药已传播到 183 个国家和地区。

中国民间有句俗话：刮痧拔罐，病去一半。然而，对于中
国人司空见惯的中医传统疗法，国外接受起来还有点困难。中

医拔罐走红之后，网上却传来不同的声音。有人说，拔罐疗法既非中医独创，也非中医首创，拔罐与岐黄之术扯不上半毛钱关系。人人皆知的中医绝技，竟然被无端"去中国化"，实在令人哭笑不得。从这个意义上讲，虽然拔罐走红里约奥运会，但中医药还很难说赢了一局。

众所周知，中医针灸早就被誉为"中国名片"，联合国教科文组织将其列入"人类非物质文化遗产代表作名录"。这样牢牢盖上"中国印"的绝技，居然也遭遇有实无名的尴尬。近年来，美国出现了一种被称为"干针"的简易针刺疗法，实际上就是针灸的"变种"。"干针"与中医针灸之争，反映了西方针灸发展出现"去中医化"的倾向，即"废医存针"。屠呦呦获得诺奖之后曾说："青蒿素是传统中医药送给世界人民的礼物。"确实，中医药是我国独有的原创知识体系，蕴藏着巨大的经济利益和社会价值。

但长期以来，由于传统中医药缺乏有效的开发和保护手段，被各国当成了"免费午餐"，遭到疯狂攫取和无偿开发。近年来，我国中药秘方大量流失，商标在海外屡遭抢注，包括一些老字号如"王老吉""保济丸"等。据统计，我国已有900多种中药被国外企业抢先申请专利。日本生产的"救心丸"是在我国"六神丸"基础上开发的，年销售额上亿美元。国际拔罐疗法协会代理负责人杰茜卡·麦克莱恩说，里约奥运会开幕后短短几天，拔罐设备的购买量增加20%，想获得拔罐资格证的理疗师人数增加50%。中医药如今成了发达国家的"摇钱树"，"老祖宗的宝贝"沦为人家碗里的"肥肉"，难道不该警醒吗？

中医无国界，技术有归属。中医药是中华民族的瑰宝，也是国家的财富。中医药扬帆启航走出国门，不能丢掉国际话语权，必须制定相应的国际标准，用法律手段保护好知识产权，筑牢"防火墙"，烙上"中国印"，让中医药这座宝库永远姓"中"。

中医药不能"去中国化"

中医西化的实质是"去中国化",如同割掉中医药的"根"和"魂"。抛弃传统,丢掉根本,中医药只是徒具其表的"黄皮白心"。

2014 年,国医大师陆广莘走完了 88 岁的人生路。他从医60 多年,孜孜以求中医之道。在他看来:"君子和而不同,把西方的科学称为唯一科学,就把中医否了,那是同而不和。"

20 世纪以来,西学东渐。不少人认为,西方文化是先进的,中国文化是落后的。中医不如西医,必须用西医改造中医。于是,中医面临着被西化的危险。

中医西化的实质是"去中国化",如同割掉中医药的"根"和"魂"。中华民族生生不息、发展壮大的丰厚文化,滋养着中医药的发展。"阴阳五行、天人合一、藏象经络"等中医基本理论,包含着中华民族最基本的文化基因。中医西化,就等于抛弃传统,丢掉根本,中医药只是徒具其表的"黄皮白心"。如果中国传统文化的基因被淡漠、被忽略,中医药就再难姓"中"了。

一个民族的语言,体现的是一个民族的思维方式。想学好中医,重要环节是研读中医典籍。让人不解的是,虽然同属语言工具课,医古文只有半个学年,而外语要学两个学年。由于外语考级考试和毕业证书挂钩,中医研究生的外语水平很高,但基本的《药性赋》《汤头歌诀》却也不会背诵，甚至连《本草纲目》的《序》都念不懂。中医经典是构成中医理论的核心内涵，是中医临床思维观点的源泉。《黄帝内经》《伤寒论》《金匮要略》《温病条辨》四部中医经典完整读过一遍的人寥寥无几。原因在于中医经典的缺失，传统文化的断代。这就不难理解，国家中医药管理局多年来致力推动"读经典、跟名师、多临床"的用心良苦。

中医西化割断了中国文化对中医药的滋养，"去中国化"让中医药思维很难确立起来。以前是师带徒传承，华佗、孙思邈、李时珍等中医名家辈出。如今院校教育鲜有名家大师，毕业生甚至被称为"中医的掘墓人"。因为接受西化思维的大脑里，已经容不下中医整体观的思路，更不相信辨证施治的方法。加拿大的胡碧玲来中国学习中医 20 年，她在一家中医院实习时发现，医生给患者开的处方中，一个 12 味的方子中控制胃酸的药就有 7 种。这是典型的西医药理思维，而不是中医"君臣佐使"的用药模式。西化思维模式的结果，只能是丰富西医而弱化中医，中医就变成西医的一个附庸物。

很多年前，被西医判了死刑的胡适将信将疑喝了中药，没想到几个月后症状消失，他的病竟全好了。他说："现在已有人想把黄芪化验出来，看看成分究竟是什么，何以有这样大的功效。"对于接受西方思维的人看来，从复方中药寻找有效成分，似乎是天经地义的事。中医西化举着中医的牌子，走的是西医的路子。

最近这几年，朱砂和雄黄等中药"毒"名在外。每次都是出口转内销，外媒报道朱砂汞超标、雄黄砷超标，然后国内媒体跟风炒作中药有"毒"。在西方人眼里，他们发现某种有毒成分，必然认定是毒药。中医认为只是一味药，毒性只是一种偏性，是用药之偏性来纠正人之偏性。由此可见，中药成分论与中医理论大相径庭。

不可否认，从中药中提取有效成分也能研制出新药。但这种唯成分论的思路，不能说是误入歧途，但也是背离了"性味归经"的中医思路。离开中医理论的指导，仅借助于仪器设备，中药西化注定徘徊不前。

中医药不能"去中国化"，并不意味着固步自封，闭上眼睛不看世界，拒绝现代科技，而应传承不泥古、创新不离宗。中医药要把根留住，永远打上"中国印"，再插上现代化翅膀，才能为人类健康造福。

中医药这把"钥匙"不能丢

很多人觉得中医不科学，不如西医精确，不愿意用这把"钥匙"，无形中将中医边缘化。

北京一位中学老师近来头昏脑涨，站都站不起来。她去几家大医院做了一大堆检查，神经科的医生都说她没病。中国针灸学会砭石与刮痧专业委员会副会长王敬为她刮了痧、拔了罐，感觉马上好多了，原因是排出了体内的湿热。

西医看的是病，中医看的是人。在西医临床诊断上，只有符合病理指标，才能诊断为某种疾病。如果只是感觉不舒服，在临床上还不能诊断为"病"。中医通过望、闻、问、切，根据患者症状辨证施治。等到体内出现明显病变，病象彻底显露，正如《素问·四气调神大论》所言："夫病已成而后药之，乱已成而后治之，譬犹渴而穿井，斗而铸锥，不亦晚乎。"病入膏肓，扁鹊在世也回天无力。用一句玩笑话来说：西医让人明明白白地死，中医让人稀里糊涂地活。病诊断清了，人没了，这样的诊断有什么意义？

中医药学是中国古代科学的瑰宝，也是打开中华文明宝库的"钥匙"。但在现实中，很多人觉得中医不科学，不如西医精确，不愿意用这把"钥匙"，慢慢忘记了这把"钥匙"，背离了"中西医并重"的方针，无形中将中医边缘化。

中医药发展滞后的原因在于，当今社会西方医学占据主流，很多人习惯用西医的标准来评价中医。政府部门在出台有关政策时，有意或无意地忽略了中医药的特点和规律，人为地给中医药发展制造障碍，制约了中医药的发展。虽然中医药拥有坚实的群众基础，但由于中医人才匮乏，很多老百姓在家门口却看不上中医。再加上针灸、拔罐、推拿等中医诊疗项目多数面临亏损，基层中医药机构萎缩，人才青黄不接。素以简、便、验、廉而著称的中医药，却没有用武之地。

中医最接近西方的"3P医学"：预测（prediction）、预防（prevention）、个体化（personalization）。其实，"3P医学"与2000多年前《黄帝内经》提出来的"治未病"不谋而合。中医"治未病"，包括未病先防、已病防变、已变防渐等多方面内容，不让风起于青萍之末，牢牢掌握防病治病的主动权。同病异治、辨证施治、个性化治疗更是中医所长。尽管各种高精尖设备和仪器在西医临床上使用，但临床医生不得不说出这样的"3P"——大概（probably）、可能（possibly）、期望如此（prospectively）。北京协和医院妇产科教授郎景和说，临床上遇到的疾病太复杂多变，很难用一种检验技术、一项结果报告来论定。目前临床上的检测方法和检测技术都只是诊断，预测

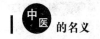

的功用很小。而个体化方案是医疗之本，更为医疗之难。

我国近年来疾病谱发生明显变化，以前以传染性疾病为主，现在以慢性非传染性疾病为主。慢性病"井喷"，"癌症地图"不断扩大，中医在预防保健中的地位越发突出。2013年，国家基本公共卫生服务项目公布，首次将中医治未病纳入其中，中医药健康管理服务目标人群覆盖率有望达到30%。

从"管病"到"管人"，从"治已病"到"治未病"，21世纪的医学模式将发生深刻的变革。在这方面，中医药可以大有作为。期待中医药早日上升为国家战略，以其独有的优势和较低成本，让人们不得病、少得病、晚得病、不得大病。

中医别丢了自信

中医一直处于被审视、被验证、被质疑、被改造的境地。增强对中医的文化自信，才能在继承和弘扬中医的同时，让中医更好地维护人类健康。

一位中医博士读了8年中医，女儿发烧，下了几服药都不见效，最后还是到西医院去输了液。连他自己都承认，学了这么多年中医，基本上不会看病，因此也不太信中医。

其实，在中医院校毕业生中，很多人都掌握不了望、闻、问、切，没学到中医看病的真功夫。正如《内经·灵枢》所云："其未可治者，未得其术也。"这句话意思是，没治好病，是没掌握治病的方法，没掌握治病的要领。《思考中医》的作者刘力红感叹："中国各中医大学五十年没有培养出一个像样的中医药人才。"

在古代，学中医并不是一件很难的事。人们常说，"秀才学医，笼中抓鸡。"范仲淹也有一句名言："不为良相，便为良医。"金元四大家之一的朱丹溪40岁才学医，民国名中医恽铁樵38岁时弃文从医。现代中医名家岳美中25岁开始学中医，自学成才，曾9次受命为外国领导人治病，为中医赢得了声誉。

现代人普遍认为学中医难，主要是因为中医院校教育走了样。例如，院校教育使用的教材不是医古文，而是经过翻译的白话文。这一翻译，不仅文字变了味，而且经过现代逻辑的梳理，甚至连意思也南辕北辙。语言是思维的外壳，不同的语言，体现不同的思维方式。嚼别人嚼过的馍不香，不去读中医原著，就无法准确地领悟原意。例如，阅读东晋葛洪的《肘后备急方·治寒热诸疟方》，中国中医科学院研究员屠呦呦看到"青蒿一握，以水二升渍，绞取汁，尽服之"时，受到启发，用沸点较低的乙醚制取青蒿提取物，由此发现青蒿素，最终登上著名的诺贝尔奖领奖台。如今，很多中医院校学生由于缺乏深厚的国学功底，学习中医倍感艰难。面对阴阳五行等陌生观念，他们常常一脸茫然甚至抗拒、排斥。中医发源于古老的东方文明，"天人合一"与"阴阳五行"是其思想认识论的哲学基础。现代思维不仅给人们理解东方文化设置了障碍，也给中医的语言表达造成了困扰，导致大学生们无法建立起中医的思维体系。一名中医如果缺乏中医思维，照搬照抄书本知识，即使所用的药都对症，照旧治不好病。

我国一些中医院校完全照搬了西医院校教学的模式，忽视了最根本的整体辨证思维，要求学生像西医学生一样进实验室，搞量化研究。中医院校招生大多以理科为主，在教学上又不重视甚至忽视古汉语教育，结果是中医理论被简单化为概念，学生靠死记硬背学中医，根本体会不到中医的伟大和神奇。

中医的不自信，其实源于文化的不自信。20 世纪以来，学界在相当大程度上将"西学"与"国学"当作相互对立的两个门派。从梁启超到陈独秀，都认为中医不科学，这些错误认识一直沿袭至今。如果在骨子里深藏着"外国的月亮比中国的圆"，中医将一直处于被审视、被验证、被质疑、被改造的境地。德国一位学者曾尖锐地指出："中医药在中国至今没有受到文化上的虔诚对待。"中国人不能丢了文化自信，中医也不能丢了发展的自信。

中医药是中华文化的瑰宝，具有数千年的临床实践基础，体现了中华民族独有的原创性战略优势。增强对中医的文化自信，才能继承和弘扬中医，让中医更好地维护人类健康。

中医要有文化自信

对中医来说，最重要的是"传承不泥古，发展不离宗"，而不是等待西方的认可。

从 2012 年 7 月开始，澳大利亚本地的中医师均由全国统一注册管理。这意味着中医师在澳洲终于获得合法的行医身份，彻底告别"黑户时代"。这是中医首次在发达国家获得正式承认及注册。

由于东西方文化的差异，中医在海外长期受到主流医学的排斥，再加上舆论对中医持有成见，中医要想在澳大利亚获得法律认可与保护，其中艰辛可想而知。

中医能够在发达国家获得法律认可，关键是中医的功效得到患者认可。数据显示，全澳中医及针灸诊所每年服务约280万人次，其中80%的患者是以英语为母语的主流社会群体，全行业年营业额达上亿澳元。在世界范围内，目前中医药在162个国家或地区得到不同程度的应用，全球有40亿人使用中草药。有统计显示，现在在国外执业的中医师70%是"洋中医"；中医服务的患者70%是外国人。

不能否认，西方对中医持怀疑态度的还是占多数，持完全否定态度的也不鲜见。中医药在国际化的过程中，面对异质文化，适当做些灵活变通是必要的。但如果为了获得西方的认可，用西医的标准改造中医，削足适履，让中医中药不姓"中"，这是万万不行的。失去了文化的土壤，丢掉传统的特色，中医药就失去了生存的价值。因此，中医药绝不能"去中国化"。

中医药学是中国古代科学的瑰宝，也是打开中华文明宝库的钥匙。对于中医，西方人有偏见是正常的。让人不解的是，总有国人对中医持否定态度。他们认为西医是科学，中医是非科学，对中医药国际化的进展和起步，都不愿看到，甚至矢口否认。否定或者反对中医的人，其实是一种缺乏文化自信的表现，总是认为外国的月亮圆，中医肯定不如西医。

对中医的不自信，与我们落后挨打的近代史有关。在睁眼看世界的过程中，部分知识界精英没有了自信，无形中将中医文化边缘化了。正如北京大学陈平原教授所说："在中西文化的比较分析中，很容易加进许多非理智的情感因素，不是'东倒'便是'西歪'，难于在两种文化的碰撞中找到恰当的安身立命之处。"总体而言，这一百多年的中医衰败历史，让人们对中医文化产生了"不科学"的偏见，甚至误解。

对中医来说，最重要的是要有文化自信，而不是等待西方的认可。获得"建筑界诺贝尔奖"——普利兹克奖的中国建筑师王澍说："越有自信的地方越是不需要地标的，因为他就生活在那里。"而培养高度的文化自信，需要破除文化自卑。如果中医工作者都不相信中医，遇到疾病不敢用中药，或是治病毫无主见，用药毫无依据，那么还有谁相信中医，中医还有什么希望？

中医植根于中国传统文化的土壤，有其独特的优势和价值。只有坚持"传承不泥古，发展不离宗"，让更多人体会到中医的真实疗效，才能获得公众对中医的信任。如果没有文化自信，中医很难真正走向世界。

莫让中医"削足适履"

鞋子不合脚，需要换的是鞋，而不是给脚动手术。只有为中医量身打造合脚的"鞋"，中医的脚步才能跟得上时代发展。

一位医学专家说过："中医是好的，但不一定是科学的。科学并不等于正确，不科学不说明它不正确。"

莫让中医削足适履

质疑中医科学性的声音由来已久。近代以来，西方的船坚炮利让很多中国人失掉文化自信，"骂中医"一度成为一种时髦。这种思想一直延续至今，根深蒂固，"中医不科学"的帽子很难摘掉。于是，尽管许多人并不反对中医，但是希望用"科学"来改造中医，认为科学化的中医更安全有效。

但是，在现实中，科学化中医变成了中医西化。在某些人眼里，"不科学"的中医需要科学的西医来验证，中药的有效性需要按西药的方法进行临床试验。有一技之长、会看病的民间中医拿不到行医资格证；而有的接受院校教育、拿到行医资格证的毕业生却不会看病。中药院内制剂要经过动物实验、药毒药理多项验证，"中药西管"逼退了许多"灵丹妙药"。按照现在的申报注册要求，每一个剂型算一个新品种，都需要做药学研究和临床试验，这相当于把院内制剂作为一种新药去开发。由于投入高、回报低，好多医院只好选择放弃使用院内制剂。

其实，中医和西医是两种思维方式，分属不同的医学体系。中医用来治疗肺炎的麻杏石甘汤，并不像西药一样，汤药中并没有杀死肺炎病毒的成分。中医治疗原理是"坚盾"，提升人自身的免疫力。西医的治疗原理是"利矛"，凭借药物或手术等各种方法，将侵入人体内的病毒斩尽杀绝，除恶务尽。用西医的理论和方法解释中医，永远说不清、道不明。以红花油为例，它有 1 万多种成分，而现代手段只能讲清楚 100 多种。中医西医各有优劣、各有千秋，如果用现代科学改造中医，反而害了中医。

"不科学"的中医在西医的发祥地，却是另外一番景象。中医在美国是以洋中医为主，来自中国的中医师不足 5%。美国为复方制剂审批亮出绿灯，复方丹参滴丸进入三期临床试验，进入美国只有一步之遥。丹参药材标准被纳入美国药典，三七等 5 个品种被纳入欧洲药典。目前我国中医药界 10 余项循证医学研究获得国际高度认可，《英国心脏病杂志》曾评论"中草药为心衰治疗带来新希望"。中医在外国人眼中，关注点不是科学性，而是有效性。正如诺贝尔医学生理学奖获得者理查·罗伯茨所说："中医药不仅是中国的瑰宝，更是全人类的财富。"

墙里开花墙外香，中医在海外的发展，让人想起《百年孤独》作者马尔克斯的一句话："只有当你远离家乡，来到某个陌生的地域，'家乡'的面目才会变得清晰起来。"假如我们用更多他者的视角、超越的眼光和包容的态度去面对中医药，那将是何种局面？

俗话说，鞋子合不合脚，只有脚知道。如果中医这只"脚"委屈憋气地穿上"西化"这双"鞋"，只能不断地"削足适履"。其实，鞋子不合适了，需要换的是鞋，而不是给脚动手术。只有为中医量身打造合脚的"鞋"，中医的脚步才能跟得上时代，千万别让所谓"科学"束缚了中医的发展。

小夹板不比钢板差

十八届三中全会审议通过的《决定》提出"完善中医药事业发展政策和机制"。发挥中医药的特色和优势，需要将中医药上升为国家战略，在顶层设计上下功夫。

"最美妈妈"吴菊萍救助高楼坠落女童，左臂尺骨被砸成多段粉碎性骨折。她不希望手臂上留有难以弥合的伤痕，在浙江省富阳市中医骨伤医院用张氏骨伤疗法手法复位，杉树皮做的小夹板固定，治愈后手臂功能恢复达到95%。可以说，"吴菊萍的康复是中医的巨大成功。"

在临床上，小夹板不敌钢板，中医不敌西医，已经成为一个普遍现象。上千元的中医小夹板复位，与上万元开刀钢板手术，哪个收益更高，不言自明。价廉有效中医疗法，为医生带不来收入，为医院带不来效益，自然不受待见。我国普遍实行按服务项目收费，做一次检查，收一次费，做的检查越多，医院收入越多。如此下来，小夹板等中医传统技法有用却很少推广使用，费用高昂的西医检查设备则被医疗机构大力推行。中医收费价格低，收费项目少，不得不"以西补中"，中医院西化现象严重。据统计，我国医院收费标准中有近4000项服务项目，中医仅占不到3%。如果改革医保支付制度，实行按病种收费，中医药服务就不会"赔本赚吆喝"。

在目前的医疗服务体系中，存在严重的重西医轻中医现象，中医在临床上插不上手，费力不讨好。拿脑中风治疗来说，中医在康复环节疗效显著，但没有哪家西医院愿意让中医来参与。10年前非典期间，尽管中医治疗瘟病有悠久历史，最初却没有上手的机会。有人说，中医应该感谢非典，是非典让中医有了展现才华的机会。

治疗环节如此，预防环节亦然。中医"治未病"有明显优势，正如药王孙思邈所说，"消未起之患，治未病之疾，医之于无事之前"。我国慢性病发展速度惊人，未病人群和欲病人群远远大于已病人群，开展"治未病"服务正当其时，中医药发展空间广阔。发挥中医药的特色优势，不仅具有巨大的经济效益，而且会有良好的社会效益。

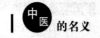

中医不是万能的，不能包治百病。但是，缓解看病难、看病贵，没有中医的参与，却是万万不能的。如果单纯靠西医，医疗费用恶性膨胀，政府付不起，老百姓看不起。我国已进入老龄化社会，一个最大的特点是未富先老。医保蓄水池中流出的水多，流入的水少。无论是医疗资源供给，还是医疗保障水平，都不能有效满足潜在的医疗卫生服务需求。相对西医来说，中医费用低廉，可以用较少的投入获得较大的效益。

十八届三中全会审议通过的《决定》提出："完善中医药事业发展政策和机制。"发挥中医药的特色和优势，需要将中医药上升为国家战略，着力破解影响和制约中医药发展的体制机制障碍，在顶层设计上下功夫，制定有利于中医药发展的政策方略。

中医药是中华民族的宝贵财富，展示了中国智慧。坚持中西医并重，发挥中医药的原创优势，是一条符合中国国情的医改路径。

为中医发展松绑

如果"中医西管"是束缚住中医的手脚，那么"中药西管"则是从中医手中夺走了武器。在中西医的同台竞技中，中医已经没有了还手之力。

2013年6月15日，中国足球队1比5负于泰国队，国足泰囧了。国足主教练卡马乔赛后说，今天的比赛是一支球队在踢，另外一支球队没有踢。这样的说法，其实用在中医和西医发展比较恰当。

土生土长的中医，敌不上进入中国区区百年的西医。全国650多万医务人员，中医从业人员不到50万人，不及西医的一个零头。中医优势不再，阵地萎缩，人才青黄不接，如此大比分落后，并不是中医不科学、没疗效，原因在于"中医西管"，用管理西医的办法来管理中医，中医的手脚被捆起来了。

中医药的发展史，就是一部民间中医药的发展史。名医大师都是来自于民间，发展于民间，成名于民间。但如今的中医发展，头上悬着一把"达摩克斯之剑"——《医师执业法》，制约着民间中医的"悬壶济世"。《执业医师法》规定，参加执业医师资格考试或执业助理医师资格考试的人，首先必须具有医学专业本科、专科或中专学历。这些只有一技之长，只会临床看病的中医名家，失去了堂堂正正行医的资格。即使是扁鹊、华佗、张仲景等神医问世，也只能是非法行医。

令人尴尬的是，师承教育无法解决合法行医的问题。《传统医学师承出师证书》是对传统医学师承的评价，而《传统医学医术确有专长证书》是确有专长人员的认定，但这不能作为有效行医证件使用。民间中医即使带了徒弟，徒弟也没有行医的资格。中医在民间，原本想通过师承教育营造一条中医传承的"通路"，结果依然是"短路"。难怪有人说，根本就不用废除中医，再过50年，那些传统中医故去，中医就自动消亡。国医大师邓铁涛为此自嘲为"一代完人"——完蛋的人，中医的薪火如何传承？

如果"中医西管"是束缚住中医的手脚，那么"中药西管"则是从中医手中夺走了武器。在中西医的同台竞技中，中医已经没有了还手之力。经历了几千年人体试验的中医，要按照西药的标准让小白鼠点头才算。毒性实验、长期毒理研究这些验证，让中药企业倾家荡产都投不起。丸、散、膏、丹，神仙都难辩，要作为院内制剂，就必须类似新药一期一期地做临床。这样下来少则几十万的投入，赔本都赚不来吆喝。这些传统的小药膏、小丹药慢慢地被消灭，失去了合法的生存空间。

1954年，毛泽东指出："我国的中药有几千年历史，是祖国极宝贵的财产，如果任其衰落下去，将是我们的罪过。"目前，《中医药法》已列入立法计划。我们不敢奢望立法能为中医发展彻底松绑，希望从源头上解决中医特别是民间中医的合法从业、生存和传承问题。随着时间的推移，中医绝技正在慢慢流失。再不抢救，再不重视，可能就无法挽回了。让我们共同呼吁，为中医发展松绑，为中医发展营造一个公平的生存环境。

给中医药加盖"防盗水印"

中医药在国外是"免费午餐"，在国内是"没爹的孩子"。加强知识产权保护，中医药才能永远都姓"中"。

2014年4月，云南白药正式宣布其配方中含有草乌（又名"断肠草"）成分，并按照国家食品药品监管总局的最新规定修改了药品说明书。尽管云南白药配方属"国家绝密"，但在美国零售版上也不得不公开成分。

作为上市销售的药品，消费者要充分知情，明明白白消费。因此，公开药品成分，是为了保障消费者知情权。但是，西药公开了成分，很难被模仿。而中药组方一旦公开，很容易被仿制。仅存的云南白药等几家国家保护保密品种，就面临着如此尴尬的境地。

从神农尝百草开始，歧黄之术在我国应用了几千年，属于传统知识的范畴。由于缺乏与现代知识产权制度的有效对接，中国人一直无法为之加盖"防盗水印"。典籍中记载着上万种药物和数十万的方剂，被当成人人得而食之的"大肥肉"，简直沦为"无主的公地"。中医药属于国人的原创知识，国人为之付出了无数人体临床试验的代价。但是，这种宝贵的知识产权正以惊人的速度流失。不少国家借助现有的知识产权漏洞，将中医药知识当作是"免费午餐"，盗版使用并获取巨额利润。日本商业化开发了《伤寒杂病论》中的 210 个古方，并被批准为医疗用药。以色列人向美国申请了"治疗消化性溃疡和痔疮的中药组方"专利并获得授权，申请者在专利说明书中承认，组方来源于《中华本草》英文版。牛黄清心丸是我国传统中药产品，韩国人将剂型改变，并向我国提交专利申请。国外企业通过专利手段获取中医药传统知识独占权，长此以往，中医中药还姓不姓"中"都很难说。

尤其让人痛心的是，这种堂而皇之的"拿来主义"，目前还没受到法律制裁。因此，如何采取有效措施保护中医药知识产权，扭转中医药在国际上的不利局面，成为一个迫在眉睫的问题。

在国内，中医药是个"没爹的孩子"。知识产权被不当侵权，却没人愿意出来讨公道。除少数独家保护品种外，几乎每个传统中药品种都有很多厂家在生产。据国家食品药品监管总局数据库记载，板蓝根颗粒剂全国就有 1091 个批准文号，再算上复方板蓝根以及其他剂型，全国共有板蓝根制剂 1371 个

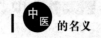

批准文号。因此，谁都不愿意去保护受损的知识产权，因为费用一家出、好处大家得。无法明晰产权隶属，让中医药知识产权保护陷入尴尬。

保护好传统的中医药，需要加盖"防盗水印"，这不仅需要提高公众知识产权保护意识，更需要国家完善法律法规，建立符合现代知识产权要求的保护体系。国务院《关于扶持和促进中医药事业发展的若干意见》提出，加强中医药知识产权保护和利用，完善中医药专利审查标准和中药品种保护制度，研究制订中医药传统知识保护名录，逐步建立中医药传统知识专门保护制度。可喜的是，《中医药法》即将出台，期待能为中医药知识产权撑开法律的"保护伞"。①

中医药知识产权保护，关系到中华民族的长远利益，需要用整个国家的智慧和力量来完成。只有加盖"防盗水印"，中医药才能永远都姓"中"。

不能捆住中医手脚

中医注重个性化，西医注重标准化；中医强调辨证论治，西医强调规范标准。两种思维各有所长，不能厚此薄彼，互相排斥。中医的发展，需要宽松的政策和法律环境。

---

①本文写于《中医药法》出台之前。

最近看到一则旧医案：一名男性患者心肌扩大，危在旦夕。名老中医李可连开三剂药：第一剂附子200克，第二剂400克，第三剂500克，病势开始趋缓，调理一周后出院。大剂量使用有毒的附子去救命，恐怕成为绝唱。如今，不少医生为求自保，担心因此惹麻烦吃官司。

疗效是中医能否生存与发展的关键，而制约疗效的恰恰是药量。古人云："中医不传之秘在于量。"对中药剂量的把控能力，是衡量一位医生临床水平的重要尺度。没有一定的量，也就没有一定的效。重剂起沉疴，方能挽狂澜于顷刻，扶临危于既倒。如果剂量过小，对于急危重症，则是杯水车薪，无济于事。国医大师邓铁涛用250克黄芪治疗重症肌无力，传为佳话；京城名医汪承柏用300克赤芍治疗重症淤胆，效果奇佳；中国中医科学院广安门医院仝小林教授治疗糖尿病酮症酸中毒时发现，每日30克黄连的常规剂量是"泥牛入海"，当用量加大到120克，则可迅速降低血糖改善症状。

中医讲，用药如用兵。但在临床上，中药用量并非像"韩信点兵多多益善"。安全性是药物的第一要素。加大中药用量、提高临床疗效，决不能以增加安全性风险为代价，更不可随意加大剂量。剂量该大则大，该小则小，要用足剂量，由临床医生自行裁定。如果超过用量标准，实行双签字制度，医生除了在处方上签字，还要在相关药物旁边加盖姓名章，以确保用药安全。《药典》用量只是推荐用量，并非是最高限量。如何用到起效剂量，才是关键。中药的量效关系，成为中医药现代化亟待解决的问题。

然而，中药量效关系更加复杂。从成分来说，中药是复方的，不像化学药成分明确。从处方来说，用量涉及处方总剂量、单味药剂量、药物之间的配伍量等，牵一发而动全身。所幸的是，中药量效关系研究被列为国家 973 课题项目，融入现代科技手段。据效用量，不再是凭经验随意添加，而是有"情"可酌。量效关系走入"量化时代"，有望打开中医不传之秘的"黑匣子"。

近年来，中药频频被贴上"有毒"的标签，让不少人谈毒色变。医生使用"有毒中药"缩手缩脚，疗效自然大打折扣。中药的毒性不同于西药的毒性，此毒非彼"毒"。西药是成分入药，药物中含有毒性成分就会产生毒性反应。而中医处方中每种中药不是单兵作战，而是按"君臣佐使"的组方原则，协同作战，并非是某个单一成分起作用。特别是通过配伍和炮制等一系列方法，让毒性中药减毒增效。人们熟知的牛黄解毒片和安宫牛黄丸，都含有雄黄和朱砂，雄黄主要含有氧化砷，朱砂含有硫化汞，却是临床上非常有效的治疗药。

人们常说，是药三分毒，无毒不入药。中医历来推崇"以毒攻毒"理论。有毒中药往往具有独特疗效，其毒性成分就是其药效成分。对于一些特殊疾病来说，越是有毒的药，往往越有效。只要在医生指导下，按照安全剂量服用，就不会引发毒性反应。需要说明的是，吃药不可能一点风险都没有。无论中药还是西药，在所有上市批准的药品中，找不到一种百分之百安全的药。

中医药植根于数千年中国传统文化，其独特理论和确切疗效已被大量临床实践证实。中医注重个性化，西医注重标准化；中医强调辨证论治，西医强调规范标准。两种思维各有所长，不能厚此薄彼，互相排斥。中医的发展，需要宽松的政策和法律环境，莫用西医思维捆住中医的手脚。

盼良法为中医药松绑

中医西管，就像要求楚辞和周易符合英语语法一样。适用于西医药的法律不仅保护不了中医药，反而束缚了中医药的发展。

第二届国医大师表彰会 2014 年 10 月 31 日落幕。30 位国医大师中，年龄最大的 102 岁，年龄最小的 68 岁，从事中医临床或中药工作均 50 年以上。两届评选的 60 名国医大师，已经逝去二十余名。在这些国医大师的背后，我们看到的是中医药传承的危机和困局。

《宪法》第二十一条明确规定："发展现代医药和我国传统医药。"但在现实中，中西医结合变成西医"一边倒"，中西医结合一点，中医消灭一点。而中西医并重，并没有"把中医和西医摆在同等重要的地位"。中医西医人员的比例很能说明问题。根据调查，1949 年，全国中医 27.6 万名，西医 8.7 万名。2013 年末，全国执业（助理）医师 279.5 万名，其中中医类别执业（助理）医师 39.8 万名。究其原因，是我国现有的法律法规难以有效地保护中医药，有些甚至阻碍了中医药的发展。不少国医大师走的是师带徒的路子，如果依照《执业医师法》，不要说是成为名医大师，就连获得行医资格都很难。中医本在民间，15 万名民间中医依然面临着非法行医的窘境。

国医大师的成长，离不开适宜的"土壤"和"气候"。而中医药作为我国独特的卫生资源、潜力巨大的经济资源、具有原创优势的科技资源、优秀的文化资源和重要的生态资源，同样离不开良好的法治环境。几千年来，炮制药材和制作丸散膏丹是中医的一项基本技能。然而，目前自制丸散膏丹的越来越少，许多偏方、验方、单方失传。2011年2月25日，《刑法修正案（八）》对生产、销售假药罪做出了修改，将"足以严重危害人体健康"删去，侵犯的犯罪客体变成"国家对药品的管理制度"。该罪从结果犯变成了行为犯，即只要实施了该行为，即使没有严重危害健康也构成犯罪。治病救人的良药未经批准生产、未取得批准文号，难逃"假药"的罪名。英国哲学家培根说："一次不公正的审判，其恶果甚至超过十次犯罪。因为犯罪虽是无视法律——好比水污染了河流，而不公正的审判则毁坏法律——好比污染了水源。"这句话发人深思。

没有全面有效的法律保护，中医药别说发展，连基本的生存都难以保障。在全面推进依法治国的今天，必须从立法入手，依法保护中医药的健康发展。中医药立法的思路，应坚持"废立并举"。我国现行有关中医药的法律有《执业医师法》《药品管理法》，行政法规有《中药品种条例》《医疗机构管理条例》《中医药条例》等。只有《中药品种保护条例》和《中医药条例》是专门针对中医药而制定的。相关法律法规不只是层次低、分散、针对性不强，关键是中医西管、中药西治，让牧师来管和尚，就像要求楚辞和周易符合英语语法一样。适用于西医药的法律不仅保护不了中医药，反而束缚了中医药的发展。

法律是治国之重器，良法是善治之前提。不废不立，破旧才能立新，希望"恶法亦法"成为过去，让"恶法"难逃"非法"的结局。期待着良法善治能为中医药发展松开绑绳，为解决医改这一世界性难题提供中国式解决办法。

中医药法立法 1983 年首次提出，距今已 30 多年。如今《中医药法》（征求意见稿）已经完成向社会公开征求意见。十八届四中全会《决定》提出，"坚持立改废释并举"。重新审视《中医药法》正其时，让这部中医人翘首期盼的法律能够照亮中医药发展的路。

中医药"以西律中"不可取

中医西医此消彼长，不是因为优胜劣汰，根源在于游戏规则出了问题。

前段时间，30 多岁的杨女士患了一种怪病，被西医判为"死刑"。抱着死马当活马医的想法，她找到一位老中医诊治，几个疗程下来终于见效。她毅然辞职跟着老中医当起了学徒。让杨女士欣喜的是，如果《中医药法》正式出台，跟师学徒也能拿到行医资格证，有望名正言顺地坐堂行医。

让业界翘首期盼 30 多年的《中医药法》一旦获得人大通过，我国就将有第一部关于中医药的国家法律。草案征求意见超过 32000 条，反对者认为，立法是为无照行医的中医开绿灯，中药机构自行炮制饮片属于法外施恩。支持者认为，《宪法》第 21 条规定，发展现代医药和我国传统医药。若不立法，宪法赋予传统医药的法律地位无法明确。

中医药是我国的国粹，国粹需要国法来保障。由于缺乏法律保障，歧视、否定、取消中医药之声不绝于耳，极大地影响了中医药事业的发展。有人说，中西医早已不是并重，只能说是中西医并存。这话虽有点偏激，但从传统医药在世界范围内的发展可窥一斑。目前世界上有 54 个国家制定了传统医学相关法案，92 个国家对传统医药单独立法管理。同为世界人口大国、传统医药大国，印度境内有 785 万余名传统医药注册服务提供者。反观国内，从 1949 年到 2014 年，全国中医执业（助理）医师从 27.6 万人增加到 41.9 万人；同期西医执业（助理）医师从 8.7 万人增加到 289.3 万人。中医西医两种异质医学体系并存，冲突在所难免。此消彼长并非二者之间优胜劣汰，根源在于游戏规则出了问题。

我国现行涉及中医药的法律法规不只是立法层次低、体系不完整，更要紧的是存在明显"硬伤"——"以西律中"。以《执业医师法》为例，它成为部分中医从业者高不可及的"门槛"。拿不到行医资格证却有一技之长的 15 万名民间中医，只能沦落为非法行医。几千年来，中医一直靠的是师承教育，师带徒出名医。清代名医叶天士曾拜师 17 位名医，才学到精湛的医术。如今中医师承教育虽然得到认可，但缺乏可操作性，只能当学徒不能行医。2015 年，朱良春、石仰山等 8 位国医大师先后逝去。60 位国医大师现已去世超过 1/3。年近百岁的国医大师邓铁涛自嘲为"一代完人"。一个个远去的身影，折射出中医薪火相传的焦虑。《中医药法》草案提出，以师承方式学习中医或者经多年实践、医术确有专长的人员，经考核合格后即可取得中医医师资格。

《执业医师法》《药品管理法》中一些中医药规定，被诟病为"中医西化""中药西管"，《中医药法》草案在不触动两法的前提下，立法效力如何？当前，中医药振兴发展迎来天时、地利、人和的大好时机，"坚持立改废释并举"，本着后法优于前法的原则，草案应对两法中相关内容重新规定，确保为中医药发展松绑。

中医药发展的困境，仅靠一部立法尚不足以药到病除。但立法如同一剂强心针，提振着中医药行业的信心。立法推进的过程，也是中医药界不断发挥特色优势、赢得认同的过程。立法能为中医药发展营造良好的法治氛围，充分发挥五种资源优势，有助于我们切实把中医药这一祖先留下的宝贵财富继承好、发展好、利用好，共同迎接中医药的春天。

依法保障中医的发展空间

> 某种程度上讲，拥有中医和西医两种方法，才是我们的比较优势。再不立法保护中医药，中医药的国际标准都有可能不再是我们说了算，到时候恐怕悔之晚矣。

2016年12月25日，备受关注的《中华人民共和国中医药法》通过全国人大常委会三审表决，于2017年7月1日起正式实施。这是我国第一部全面、系统体现中医药特点的综合性法律，对于中医药行业发展具有里程碑意义。

立法保护，对中医的发展至关重要。近代以来，随着西医的传入，中医的地位不断受到挑战，甚至有存亡之危。1917年，余云岫在《灵素商兑》一书中，就主张"废医存药"。自此以后，社会上歧视中医药、否定中医药、取消中医药的说法和做法一直不断，一有风吹草动就引发存废的争议。鉴于中医的生存环境堪忧，中医学家董建华院士 1983 年提议中医药立法，通过法律来保护中医药的发展空间。

尽管"发展现代医药和我国传统医药"被写入了宪法，但由于专门的中医药法迟迟未能出台，中医药的特色和优势没有得到明确的一致认可，极大地影响了中医药事业的发展。在具体的医药卫生工作中，"中西医并重"的方针也未完全落到实处。现行医师管理、药品管理制度"以西律中"，中医西化、中药西管，不适应中医药特点和发展需要。一些医术确有专长的中医工作者，无法通过考试取得医师资格；医疗机构中药制剂品种萎缩明显。数据显示，2014 年获批的 501 个新药批文中，中药只有 11 个，仅占 2.19%。

某种程度上讲，拥有中医和西医两种方法，才是我们的比较优势。一味地否定中医，等于是从两条腿走路，变成一条腿走路。近年来，中医药界通过持续发挥特色优势，赢得了世界范围的认同。2015 年，中国中医科学院终身研究员屠呦呦因为在中医药学方面的突出贡献，实现中国大陆科学家诺贝尔奖零的突破；在中医药法三审前，现代中药国际化实现重大突破，复方丹参滴丸成为全球首个完成美国药监局Ⅲ期临床试验的复方中药。

立法保护中医药，不只是出于民族情感，更是现实需要。因为，中医药在海外的传播发展，已经对我们在这个领域的话语权形成了挑战。国际标准化组织收载针灸针、中药材重金属限量等 7 个标准；13 个中药 46 个标准被美国药典收载；丹参、三七等 66 个中药标准收入欧洲药典。再不立法保护中医药，中医药的国际标准都有可能不再是我们说了算，到时候恐怕悔之晚矣。

我们说中医的发展需要立法保护，并不意味着是要回到过去，而是要在继承和创新的基础上弘扬中医药，更不排除借鉴西医的科学方法来进一步发展中医药。屠呦呦等科学家的成功证明，中医药是一座有待挖掘的富矿，只要更多有识之士突破学科的成见和偏见，不仅能解决自身发展的难题，还能为人类健康做出更多的贡献。

习近平总书记指出，中医药学是中国古代科学的瑰宝，也是打开中华文明宝库的钥匙。正视中医药这一祖先留给我们的宝贵财富，把它继承好、发展好、利用好，是建设健康中国的题中之义，也是对优秀文明的重要担当。

中医药立法，牵一"法"能否动全身

刚刚过去的 2016 年，对传统中医药来说是个"大年"。《中医药发展战略规划纲要（2016—2030 年）》出台，《中国的中医药》白皮书发表，一桩桩大事可圈可点。但最具有里程碑意义的事件，当数我国首部中医药综合性法律《中医药法》正式出台。这部让人翘首期盼 33 年的法律，2017 年 7 月 1 日正式实施，能否牵一"法"而动全身，破解中医发展的痼疾？

民间中医能否坐堂行医

药到病除，妙手回春，看病遇上个好中医有点像传说。发展中医药，人才是根本。根据中医药法，今后成为中医医师主要有两个途径：一是医药院校培养的学生，二是规范师带徒的

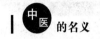

人员和确有医术专长的人员。"

去年 12 月 29 日，60 位中医药高等学校教学名师受表彰，这是新中国成立以来，国家首次开展此类评选表彰。走过一甲子，中医院校教育从无到有，已经成为中医药人才培养的主渠道。而最让人担心的是草根中医的绝代。"高手在民间，偏方治大病。"但有一技之长的草根中医跨不过"高门槛"，用国家卫生计生委副主任、国家中医药管理局局长王国强的话说："现有医师资格考试难以评价其真实水平。"

扁鹊、华佗、张仲景、孙思邈、李时珍等几乎没有一个是"太医院"培养出来的。中医药法肯定中医师带徒模式，为民间中医大开方便之门。

中医是经验医学，大量的经典验方和独特技法至今仍藏在民间。中医的传承方式主要是师傅带徒弟，口传身授。可是，"草根中医"虽然看得了病，却未必能考得上证，一纸执业证书挡住了他们的行医路。于是，有的被迫放弃行医，有的无奈流落海外，甚至任由中医技法年久失传。年过百岁的国医大师邓铁涛曾痛心地说："中医几千年来的宝贝，丢失的太多了!"

不少人担心，从当年鲁迅痛恨的"中医骗子"，到如今张悟本、马悦玲等伪大师"忽悠"。如果再有人借中医药之名，欺骗消费者、损害百姓健康，怎么办? 此等乱象将由法律来裁定，那些有损中医药名声的"游医"的生存空间就会受到打压。

申办私人中医诊所必须经过复杂的审批手续；草根中医申办的可能性几乎是"零"。根据中医药法，医术确有专长的民间郎中，经过两名中医师推荐、中医药主管部门组织实践技能和效果考核合格后，即可取得中医医师资格。取得中医医师资格后，只要到中医药主管部门备案后即可开展执业活动。私人办的中医诊所，在准入、执业、基本医疗保险、科研教学、医

务人员职称评定等方面享有与公办中医院同等的权利。再加上
国家鼓励社会资本进入医疗行业，诸如洪氏眼科、随氏儿科等
中医诊所将会遍地开花。到 2020 年，实现人人基本享有中医
药服务；到 2030 年，中医药服务领域实现全覆盖。

中医治未病，核心体现在"预防为主"。不远的将来，老
百姓在家门口看中医，也许就像去超市一样方便。是拔个罐还
刮个痧？总有一样适合您！

中药审批能否走出"死胡同"

从中药材增重、掺伪、掺杂问题频发，到中药饮片被检测
出有毒的化学染色剂，再到 2015 年 82 张中药饮片 GMP 证书
被收回。这让人听着都冒冷汗，严重危害公众健康，阻碍中药
材产业和中医药事业健康发展。"中医毁于中药"，在中医药
掌门人王国强看来也"不是危言耸听"的事。

中医药法规定："国家制定中药材种植养殖、采集、贮存
和初加工的技术规范、标准，加强对中药材生产流通全过程的
质量监督管理"；"严格管理农药、肥料等农业投入品的使用，
禁止在中药材种植过程中使用剧毒、高毒农药"。

实现种好药、产好药、造好药，从源头上保障药品质量安
全，这只是一个小目标。中医药法三审通过之前，天士力复方
丹参滴丸成为首个全球完成美国 FDA 三期临床试验的复方现
代中药。中药尽管说不清有效成分，讲不清作用机理，神秘的
黑匣子还没完全打开，但其临床疗效确切、治疗方式灵活、有
着西医无法比拟的优势，用句网络语来形容——不明觉厉。中
药发展，需要复方丹参滴丸这样的重磅炸弹。

说起中药一把辛酸泪。以前中药审批用西药的方法来管

理，中药西管走进"死胡同"。中医药法鼓励回归传统，来源
于古代经典名方的中药复方制剂，在申请药品批准文号时，可
以仅提供非临床安全性研究资料等。这是借鉴日本对汉方药管
理规定。其实，汉方药就是中国汉代的经典名方，在日本对可
以不经过审批，企业直接生产。这就是国人去日本爆买汉方药
的原因所在。新法出台后，在中国本土就能买到不少经典名
方。中医药立法，未来有望获得持续的政策鼓励，利好整个中
药产业发展。

立法能否保护祖宗的金碗

在里约奥运会上，美国著名游泳运动员菲尔普斯身上的
"中国印"引人注目。本可享受全球最先进的医疗技术，偏偏
拔火罐让他欲罢不能，原因是杠杠的疗效。让人"蓝瘦香菇"
的是，由于传统中医药缺乏有效的开发和保护手段，被各国当
成了"免费午餐"。日本在我国六神丸基础上开发出的"救心
丸"年销售额达上亿美元。

"再不保护就麻烦了。"在今年11月召开的第九届全球健
康促进大会上，中国中医科学院院长张伯礼院士大声疾呼，我
国的古方保护非常急迫，印度、埃及等国早已对此建立保护制
度，但我国却是无法可依干瞪眼。

张伯礼的担忧焦虑并不多余。国内药企喊了多年的"中药
国际化"或演变为"中药材国际化"，本是中药的原产国，却
沦为中药材出口国。据统计，日韩两国在世界中药市场所占份
额已超过中国，达到80%~90%。日本中药制剂的生产原料
75%从我国进口。

中医药法提出："中医药传统知识持有人对其持有的中医

药传统知识享有传承使用的权利,对他人获取、利用其持有的中医药传统知识享有知情同意和利益分享等权利。""国家对经依法认定属于国家秘密的传统中药处方组成和生产工艺实行特殊保护。"同时,中医药法还提出"国家建立中医药传统知识保护数据库、保护名录和保护制度。国家对经依法认定属于国家秘密的传统中药处方组成和生产工艺实行特殊保护。"

中医药是中华民族的瑰宝,也是国家的财富。祖宗金碗,怎可拱手送人?这事换谁都抓急!用现代法律手段保护好传统知识产权,却是个现实的难题。中医针灸早就被誉为"中国名片",联合国教科文组织将其列入"世界非物质文化遗产代表作名录"。尽管申遗成功,依然无法解决好知识产权保护的难题。中医无国界,技术有归属。中医药这一祖先留给我们的宝贵财富,决不是无主的"公地"。如何继承好保护好发展好中医药,需要我们使出"洪荒力"。

以"岐黄之术"助力健康中国

解决世界性的医疗、医改难题,建设健康中国,都离不开中华民族的国粹——中医药。

九九消寒图还没写完,中医药就迎来了拂面而来的春风。2016 年 2 月,国务院发布《中医药发展战略规划纲要(2016—2030 年)》,中医药产业列为国民经济支柱产业,中医药正式纳入国家发展战略。拉开天时地利人和的发展序幕,古

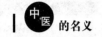

老的中医药站在新的历史起点。

中医和西医属于两套不同的医学体系。当作为"舶来品"的西医进入中国，"爬山、吃肉、骂中医"曾被当作一种时髦，中医药被贴上"不科学"的标签，进而被人忽略、忘却，乃至一度沦落到被废除的边缘。但随着医学模式的转变，人口老龄化进程加快，健康服务业蓬勃发展，中医药如同遗落的珍珠重放光彩。拭去厚厚的历史灰尘，中医药独特的价值正在重现。《纲要》明确：中医药是我国独特的卫生资源、潜力巨大的经济资源、具有原创优势的科技资源、优秀的文化资源和重要的生态资源。

"中西医并重"一直是我国的医疗卫生工作方针。有人说，中西医早已不是"并重"问题，能"并存"就不错了。话虽偏激，却反映了现状。1949 年，西医师 8.7 万人，中医师 27.6 万人。经过 60 多年的发展，西医师增加了 30 多倍，中医师只增加了不到 1 倍。《2014 年我国卫生和计划生育事业发展统计公报》显示，2014 年，全国医疗卫生机构总诊疗人次 76.0 亿人次，其中中医类总诊疗人次 8.7 亿人次，只占 11% 左右。

中西医发展不对称，原因之一是中医药不被重视。中医药国情调研组曾做过统计，上世纪 80 年代，国家财政拨出的卫生事业费，西医占 97%，中医占 3%。而在拨给中医的这一块里面，中西医结合的占 97%，纯中医的占 3%。由于历史欠账太多，再加上"造血功能"不强，导致中医严重"发育不良"。用当时流行的话说"打着梅兰芳的牌子，却唱着流行歌的调子"。"以西养中"的结果是中医院普遍西化，两者差距越拉越大。

《纲要》提出："坚持中西医并重，从思想认识、法律地位、学术发展与实践运用上落实中医药与西医药的平等地位。"如此明确地要求二者"一碗水端平"，在中医药发展史上是第一次。在目前西医药一家独大的现状下，中医药如何赢得平等的发展机会，让《纲要》落到实处，需要完善中医药事业的政策机制，激发中医从业的热情，培植中医发展的沃土。更为关键的，是给中医药"松绑"，借中医药立法的时机，营造良好的法律氛围，让岐黄之术薪火相传生生不息。需要提醒的是，落实《纲要》不能变调走样，以西律中、以中适西，让中医药变得不中不西，名存而实亡。中医药的发展，须打好传承的根底，决不能背离本来规律，更不能重蹈历史的覆辙。

《纲要》要求，到2020年，实现人人基本享有中医药服务，每千人口卫生机构中医执业类（助理）医师数达到0.4人。我们离这个目标尚有很长的路要走，需要以提高中医药发展水平为中心，深入挖掘中医药这个伟大宝库。赢得中西医平等地位，拼的是发展实力，靠的是创新方法。通过现代科技、引入"互联网+"思维等手段，让中医药谱写新篇章，必能助力健康中国，为人类健康造福。

开发中医药"超级大脑"

政策和机制不完善让中医药失去了"造血功能"。打通最后一公里，消除"肠梗阻"，中医药发展不会"贫血"，也不会坐等"输血"。

前不久，四川成都的何先生突发脑梗阻，送入当地医院急诊室抢救，虽经医生全力治疗，眼睛看东西模糊，右手右脚无法正常活动，只能有待长期康复。令人惊奇的是，香港中医胡永祥博士为何先生扎了两次针灸，扎第一次，眼睛能看清，手脚功能有所恢复；扎第二次，能下地走路，所有症状消除，顺利出院回家。如今，何先生已经基本痊愈，小小银针手到病除。

中医诞生以来，出现了一大批妙手回春的名医大家。他们的一些医案在现代医学看来都是不可思议的。中医药的治病机理，用现代科学语言还说不清、道不明。一直以来，在某些人的眼里，中医被认为是"不科学"甚至伪科学。这让人想起前一段江苏卫视热播的《最强大脑》节目，讲述一个孩子的速算能力，16 位数开 14 次方，不到一分钟就写出答案。人的大脑潜能无限，中医药类似超级大脑，这些奥秘在现代科学语境依然是神秘的未知数，还无法求解。正如钱学森所说，中医不是不科学而是超科学，只是目前人类还无法认知。上世纪 50 年代毛泽东曾说过，"中国医药学是一个伟大的宝库，应当努力发掘，加以提高。"如何激发中医药发展的活力和潜力，开发中医药"超级大脑"，是摆在我们面前的现实课题。

"明者因时而变，知者随事而制。"无论是临床实践还是公共卫生，中医药欠缺的是制度化参与。只是临时抱佛脚，召之即来，挥之即去，没有制度化的实施，中医药"超级大脑"很难呈现神奇功效。从十多年前的非典开始，中医应对传染病疫情有了展现平台。应对 H1N1、H7N9 等流感疫情，中医药表现不俗，中药不亚于西药。

中医药参与传染病防治，并不能改变中医药阵地萎缩的局面。中西医并重往往只是贴在墙上、写在纸上，顶多是用来装点门面，说起来重要，做起来不要，冲不走"不让中医上手"的体制障碍，突不破"中医插不上手"的现实困境。当然，这种状况也在发生转化，有些地方走在了前面，比如在甘肃省，中医在各大西医院参与会诊、查房、治疗，西医院的中医科不再是一个摆设，中医参与西医临床已经作为一项制度严格执行。

开发中医药"超级大脑"，面临着打通最后一公里的难题。行百里者半九十。近年来，各地出台的扶持和发展中医政策文件不少，中医药工作有了不小的起色，但离老百姓需求还有较大差距。中医药事业发展的症结在于，政策和机制不完善让中医药失去了"造血功能"。打通最后一公里，消除"肠梗阻"，中医药发展不会贫血，也不会坐等输血。

中医中药像是左右手，中医中药分不开，却多年来处于"学医的不懂药，学药的不懂医"的人为分裂状态，无法有效推动中医药发展。中医药涉及医疗、保健、科研、教育、文化等多个领域，无论哪个领域出现短板，都会掣肘中医药事业。中医药的发展远不是某一个部门所能解决，必须上升为国家战略，从国家层面进行通盘考虑，顶层设计，协同推进，让中医药"超级大脑"焕发更多的神奇魅力来造福人类。

打通中医药的"梗阻"

中医药改革是一项系统工程，牵一发而动全身，必须打破目前"四分五裂"的管理局面，消除发展的体制机制障碍，形成一盘棋。

很多老百姓喜欢看中医，是因为副作用小、疗效好、价格相对便宜。令人忧虑的是，不少人想看中医，却看不上好中医。中医药发展困难重重，日渐萎缩。

西医进入中国不过区区百年，却成为主流医学。反观中医药，其发展明显滞后，沦落为边缘医学。很多人认为中医只是辅助手段，直到没救了才想起看中医，"死马当成活马医"。尽管我国保护传统医学的发展，实行"中西医并重"的卫生方针，但中医药不科学之声不绝于耳。很多人不尊重中医药的发展规律，用西医的标准和术语改造中医、扼杀中医。

解开束缚中医药发展的桎梏，消除对中医药的歧视，最紧要的是做好顶层设计，走好中医药改革"最先一公里"。所谓"最先一公里"，就是从立法入手，改革完善中医药评价体系，依法保护中医药的健康发展。如今，中医药法还未进入立法审议，很多困扰中医药发展的根本问题亟待解决①。在不改变现有法律条文的前提下，即使中医药法出台，也很难为中医药发展营造宽松的发展环境。例如，执业医师法用西医的标准来要求中医，有一技之长的中医师达不到法定的从业要求。药品管理法用管西药的方法管理中医制剂，传统的丸散膏丹摘不掉"非法"的帽子。十八届四中全会《中共中央关于全面推进依法治国若干重大问题的决定》提出，坚持立改废释并举。期待法治为中医药发展松开绑绳，推出一系列硬招实招。

走好中医药改革的"最后一公里"，就是满足老百姓切身利益，让人们看得上好中医。目前，中医阵地萎缩、人才青黄不接，院校教育培养出的中医不会看病，甚至沦为中医的掘墓人。一位中医学子说："不是中医不行，只是我们学中医的人不行，最大的问题就出在我们的中医教育上。中医缺失的不仅仅是临床能力的培养，更是中医学子信心的建立。"中医生命力在于临床，没了临床阵地，中医早晚会走向灭亡。培养中医人才，必须尊重中医自身发展的规律，不能盲目西化。

---

①此篇文章完成于2017年之前，中医药法还未出台。

中医药学是中国古代科学的瑰宝，被称为"打开中华文明宝库的钥匙"。但是，这把"钥匙"并不掌握在中医药管理部门的手里，而是由财政、物价、医保、人事、教育、药监、农业等多个部门共同掌管，属于"九龙治水"。中医药事业改革是一项系统工程，牵一发而动全身，面对多元、多样、多变的利益调整格局，自然会遭遇各种"中梗阻"。中医药被定位为卫生、经济、文化、科技、生态等五种资源，必须打破目前"四分五裂"的管理局面，打通"中梗阻"，消除发展的体制机制障碍，形成中医药全面发展的一盘棋。

年逾古稀的德国汉学家波克特说："当代人类不能缺少中医。"他给自己起了个中国名字——满晰驳，取意为"以饱满的责任感反驳西方明晰科学的不足"。古有明训："上医治国，中医治人，下医治病。"中医药呵护中华民族几千年，天人合一，生生不息。发扬光大岐黄之术，是当代中医药人的历史使命。

中医服务为啥成"独苗"

服务项目单一，中医阵地萎缩，博大精深的中医药正遭受"科学性"阉割。

作家六六导引减肥，4天后掉了3公斤，半个月掉了5公斤。这是她最愉快的一次减肥，吃喝啥都没耽误。她的导引经历，吸收了众多粉丝追随。六六所说的导引，出自《黄帝内经·素问》中的"异法方宜论"。

中医所用的治疗方法，总起来分五类：一类是砭石（刮痧），第二类是药，第三类疗法是灸，第四类疗法是针刺，第五类是导引按蹻。对于传统中医师来说，这些治疗方法像是十八般兵器，稔熟于胸，手到而病除。如今，中医师往往只会开汤药，它慢慢地成了中医服务的"独苗"。

因人而宜，辨证施治，中医开汤药前需要望、闻、问、切。从中医古籍记载来看，"望而知之谓之神，闻而知之谓之圣，问而知之谓之工，切而知之谓之巧"。这四种诊法并非不分伯仲，而是有高低上下之分，临床上只剩下切脉一枝独秀，值得让人深思。令人担忧的是，不少中医只是象征性地把脉，看片看检查报告才是开方的"依据"。这样不含中医思维的处方，其效果可想而知。

老百姓需要的中医服务，不只是喝喝汤药。连里约奥运会走红的拔罐，人们都找不到服务场所。服务项目单一，中医阵地萎缩，博大精深的中医药正遭受"科学性"阉割。长期以来，中医的科学性一直饱受置疑，处于被检验被审视的地位，经受去伪存真的检验，剔除所谓的不科学的内容。

丸散膏丹，神仙也难辨。品种丰富的中药，如今只剩下内服的汤药。中医经典名方，开发中成药，要像研发新药一样，中国人吃了几千年，还不如老鼠点头说了算。

中医界内有一句话："不通五运六气，遍读方书何济？"在中医药大学教材以及黄帝内经译本，却难觅五运六气的踪影，原因在于有人认为它不科学。此外，低廉的服务价格，"以西律中"的管理，中医人才青黄不接等等，多方面因素挤压着中医生存空间。

中医药是个大系统，有点像人的手指，看似互不相关，实则密不可分，缺了任何一个，就不能握指成拳，最终会丢掉其精气神。补齐中医药发展的短板，需要传承的薪火，需要发展的沃土，需要政策的松绑。

今年初，国务院印发《中医药发展战略规划纲要》，提出到 2020 年，实现人人基本享有中医药服务。要实现这一目标，依然任重而道远。

习近平总书记在全国卫生与健康大会上指出，"要着力推动中医药振兴发展，坚持中西医并重，推动中医药和西医药相互补充、协调发展，努力实现中医药健康养生文化的创造性转化、创新性发展。"

建设健康中国，需要中国式解决办法；实现全民健康，离不开岐黄之术助力。有道是，独苗难活，独木不成林。实现中医药的振兴发展，需要营造适宜中医药发展的气候和环境，让独苗成活，让独木成林，恢复原有的精气神，重归中国人的方式，谱写健康中国新篇章。

中医药不能吃老本

中医药要想"老树开新花"，唯一的出路是创新，让岐黄之术生生不息。死捧着老祖宗的金饭碗，只能越吃越穷。

在博鳌亚洲论坛早餐会上，前外交部部长李肇星讲了一个故事：他去国外访问，一位总统说："感谢你们的中医给我治好了病，现在我愿意和你进行一场乒乓球比赛。"原来，国内一名中医担任总统保健医生，让他之前都不能动的身体重新恢复了活力。

如今，中医药已在世界上 171 个国家和地区推广使用，其确切疗效得到越来越多的认可。但是，中医药的疗效主要来自经典传承，现代人的创新成果屈指可数。很多人对中医的印象还是傻大黑粗的药罐、烟熏火燎的煎煮、黑苦难闻的药汤。随着现代医学飞速发展，中医药阵地不断萎缩，面临着前所未有的挑战。医学模式的转变，社会需求的推动，中医药面临难得的机遇期。中医药要想"老树开新花"，唯一的出路是创新。

中医药的生命力在于理论创新。没有理论上的创新，中医药只能原地踏步。纵观中医的发展历程，从秦汉时期《黄帝内经》奠定中医理论体系基础，到金元时期金元四大家出现，再到明清时期温病学的出现，中医理论创新是推动中医药发展的根本动力。吴以岭院士创建的"络病理论"，源于《内经》，临床诊治见于《伤寒杂病论》。在此基础上，吴以岭结合临床科研和实践，提出络病"易滞易瘀""易入难出""易积成形"的"三易"病机特点，丰富发展形成了络病学说。但是，中医药创新不是用西医方法来肢解中医，也不是用西医理论来改造中医，让中医变得"不中不西"。

中医创新离不开临床实践。小针刀疗法是朱汉章教授在中医理论指导下，借鉴西医外科手术原理，以小针刀为主要治疗手段而创立的一门医学新学科，熔中西医学于一炉，既有中医的长处，又有西医的优点。最初的灵感，源自朱汉章治好一位"老大难"的手功能严重障碍患者。可见，中医药创新必须依托临床实践，立足于解决病人的实际问题，离开临床实践就成了无源之水。

现代科技是中医药创新发展的引领和支撑。长期以来，中药给人的印象是"一抓一大把，一喝一大碗"。水煎饮片仍然是中医临床最重要的用药方式。但是，传统汤剂的弊端日益凸显，如煎煮麻烦、携带不便、量大难喝、质量难控等。随着现代科技的发展，一种俗称"免煎中药饮片"的中药配方颗粒问世，喝中药如同喝咖啡一样方便，台湾的"科学中药"、日本的颗粒剂畅销欧美。1992 年，我国着手中药配方颗粒的科研和开发，先后批准 6 家中药配方颗粒试点生产企业，推动中药配方颗粒实现产业化发展。遗憾的是，中药配方颗粒生产被长期搁浅，至今依然停顿在最初试点阶段，没有形成统一的国家标准，无法正式进入流通领域，只能在当地备案的临床医院使用。老百姓希望尽快消除政策壁垒，让中药早日告别煎煮时代。

中国是中医药的原产地，理应成为中医药创新的故乡。如果光吃老本，死捧着老祖宗的金饭碗讨饭吃，会越吃越穷。跳出窠臼，不断创新，岐黄之术才能生生不息。

打开中医药的"黑匣子"

靠吃老本，中医药发展就走进了"死胡同"。解开中医药的奥秘，让中医药讲"现代话"，中医药这株老树才能开出新花。

一位天津患者饱受头疼困扰，多方求医总是治不好。中国中医科学院院长张伯礼院士诊断他为缺血性头疼，为他开了中药养血清脑颗粒。一个疗程过后，患者头不疼也不晕了，症状

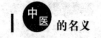

明显改善。

养血清脑颗粒最初主治"血虚头疼",如今专用治疗缺血性头疼,高血压头疼。从"大水漫灌"变成"精确滴灌",这源于张伯礼主持的"中成药二次开发"技术。该技术获得今年国家科技进步奖一等奖,就是用现代科学技术实现中药的"两个相对清楚"——"药效物质相对清楚,作用机理相对清楚",给古老的中药赋予现代科技含量,使其"焕发青春"。

长期以来,中医药"说不清、道不明、听不懂"。中医药是一个伟大的宝库,却也是一个"黑匣子"。难怪人们常说,中医让人稀里糊涂地活,西医让人明明白白地死。如此不明不白,临床定位不清,医生不知该如何用。在科技日益发达的今天,中医回不到医圣张仲景为代表的传统坐堂医时代。如果依然抱残守旧,脱离现实需求,不顾社会进步,没有创新,没有突破,靠吃老本,中医药发展就走进了"死胡同"。解开中医药的奥秘,打开神秘的"黑匣子",中医药要讲"现代话",这是中医药发展创新亟须解决的现实难题。

中医和西医是两种不同的认知方法。"西医看到的是清晰的局部,而中医看到的是模糊的整体。"中医药发展创新,要吸纳现代最新成果,既用望远镜看到宏观的整体,又用放大镜看到清晰的局部,从模糊的整体中找到清晰的局部,瞄准目标人群,把中医药功效发挥到最大。

汉代王符说:"大鹏之动,非一羽之轻也;骐骥之速,非一足之力也。"就是说,大鹏冲天飞翔,不是靠一根羽毛的轻盈;骏马急速奔跑,不是靠一只脚的力量。中医药是我国具有原创优势的科技资源,创新驱动同样不能单兵突进。目前,中医药创新中存在着中药腿长、中医腿短的尴尬,容易导致"废医验药"的结局。如果只注重某种新药研发、某种疾病治疗方

法的改进，创新发展只能停留在"术"的层面，而不能跃升到
"道"的层面。

创新驱动中医药发展，最容易出现跑偏的倾向。打着现代
化、科学化、标准化的旗号，中医药不断地被西医的观念与方
法改造，遍体鳞伤，面目全非。有的中药研究机构挂着中药的
牌子，走的是西药的路子，希望从复方中药里筛选某种有效成
分。离开中医的指导，或许也能找出几种新物质，但多数是
"竹篮打水一场空"。

"传承不泥古，创新不离宗。"传承不够与创新不足，制约
着中医药事业的发展。中医药需要坚持传承与创新的辩证统
一，使医疗、保健、科研、教育、产业、文化"六位一体"全
面协调发展，中医药这株老树才能开出新花，成为我国最具竞
争力的战略性新兴产业之一。

中医微博不是赶时髦

没有大众的认可和信任，中医就会失去立足的根
基。中医通过微博与公众建立起新的对话渠道，目的
是让中医服务更加贴近百姓，重树公众对中医的信任
和热爱。

2011年8月，甘肃省卫生厅发布首批中医微博名录，
1000名中医将通过微博回答公众的健康问题。

对于中医开微博，社会上的反应不一。有人认为，中医微

博是中医与时俱进的体现，值得肯定；也有人认为，中医微博很难真正解决看病难问题，有"作秀"之嫌。的确，中医微博代替不了望、问、闻、切，要想看好病，还得去医院找中医。但是，中医微博毕竟是一个新生事物，无论是提供治病验方，还是提供就医建议，都是为了适应网络时代的百姓需求，体现了关注民生、以人为本的理念。

中医微博是中医科普的新途径，也是纠正养生市场乱象的新举措。眼下，张悟本、马悦凌之类的"神医"满天飞，吃生茄子、吃生泥鳅之类的"偏方"误导了很多百姓。甘肃省卫生厅组织中医专家开微博，传播科学养生知识，有利于正本清源。此次开微博的 1000 名中医师，都是从甘肃省公立医疗卫生机构中遴选出来的，工作年限都在 15 年以上。其实，百姓看病难，难就难在找不到权威专家，求名医无门。有了名医微博，百姓可以直接与专家对话，咨询中医养生保健问题，不用担心被所谓的"神医"忽悠，"伪中医"自然就没了市场。

中医微博是中医"当代话"的有益尝试，也是中医回归百姓的可贵探索。中医微博不是为了赶时髦，而是为了让中医更好地服务大众，因为百姓的需求是中医药发展的原动力。没有大众的认可和信任，中医就会失去立足的根基。中医微博用网络形式讲"当代话"，将中医的理论和方法传播给大众，为中医发展注入了活力。中医通过微博与公众建立起新的对话渠道，目的是让中医服务更加贴近百姓，重树公众对中医的信任和热爱。

当然，中医微博不能是一阵风，而应成为中医创新的契机。中医药在我国有广泛而深厚的群众基础，但中医的说理始终停留在古代哲学层面上，中医的理论术语多是古文，"阴阳""虚实"等名词让国人特别是新生代摸不着头脑，"说不清，听不懂"困扰着中医发展。因此，如何把中医药特有的理论体系，翻译成老百姓特别是年轻网民能够理解的语言，是中医微博面临的首要问题。同时，中医微博还需明确法律界限，处理好微博问诊和患者维权的关系。

在网络上，那些对微博极度喜爱的人被称为"微博控"。希望更多的"微博控"能成为"中医控"，使中医的老树开出新花！

黄花菜能治中医的"抑郁"吗

中医强筋壮骨，重要的是培植中医发展的沃土，
培养懂得中医、认同中医的社会土壤。

"很简单，用黄花菜煮成水治抑郁就没问题……所有的抑郁症都没有了"——尽管国家卫计委的新闻发布会结束了，但"黄花菜"没凉，反而越炒越热。随着网络热议，甘肃省卫计委主任刘维忠又一次踏上舆论的风口浪尖。

黄花菜又名忘忧草，能在一定程度上改善情绪，这在中医典籍中早有记载。之所以争议巨大，主要是因为全球医学界至今未能准确地辨别抑郁症的病因，有普遍效果的治疗方法亦十分有限。加上中医西医是两种异质医学，治疗的理念大相径庭，西医理念无法衡量中医，而西医治不好的病，在中医看来"死马还能当活马医"。

从"猪蹄厅长""打通任督二脉"到"黄花菜治抑郁"，

有人归结为不准确的传播让人对中医产生误解。诚如斯言，相关说法的确过于简单，中医需要更精确地传播，不能因此消解中医的严肃性。不严肃的传播达不到传播效果，甚至给抹黑中医的人以口实。但同时也应注意到，理解中医需要比理解西医更复杂的文化基础，电影《刮痧》那样的剧情，普遍存在于当今"中医粉"和"中医黑"公然撕裂的社会现实之中。

古人讲，春雨如膏，滋生万物，农夫喜其润泽，行人恶其泥泞；秋月如镜，普照万方，佳人喜其玩赏，盗贼恶其辉光。如果受众缺乏最起码的认同，无论传播再巧妙精确，也进不了人家的耳朵。在很大程度上，人们对中医的认识和态度，隐含着对中国传统文化的认识和态度。上世纪80年代德国波克特教授就曾这样说道："中医药在中国至今没有受到文化上的虔诚对待，没有确定其科学传统地位而进行认识论的研究和合理的科学探讨，所受到的是教条式的轻视和文化摧残。"

事实上，从西医的手术刀切开中国人传统思维的那一刻开始，中医就开始"抑郁"，西医似乎成为唯一正确的认知方式和思维方式。背负"不科学"之名的中医，面临着生存的土壤越来越削弱的困境。中医的典籍都是用文言文和繁体字写就的，在古代，秀才学医，如同笼中抓鸡，并不完全是一句戏言。而在现代，由于对传统文化日渐陌生，中医典籍对很多人而言无异于"天书"。可以说，文化语境的缺失是中医"抑郁"的病根，再多的黄花菜都无法治愈。

习近平同志说，"中医药学凝聚着深邃的哲学智慧和中华民族几千年的健康养生理念及其实践经验，是中国古代科学的瑰宝，也是打开中华文明宝库的钥匙。"中国悠久的传统文化如同中医的"根"和"魂"。汲取到中华民族丰富的文化基因，中医药固本培元根深叶茂，名家大医悬壶济世人才辈出才不是梦想。

岐黄之术发扬光大，不只是"输血式"扶持，更需要"造血式"发展。中医强筋壮骨，不只需要敢于担当身体力行的"刘维忠们"，也不只需要从中医药受到启发、拿下国际顶级声誉的"屠呦呦们"，重要的是培植中医发展的沃土，培养懂得中医、认同中医的社会土壤。

刘维忠得罪了谁

吐向刘维忠的口水，终将不拭自干，随风散去，让人汗颜的只是那些吐口水的人。

百度刘维忠，搜出的都是"猪蹄厅长"和"任督二脉"的负面信息。在国家卫生计生委日前召开的新闻发布会上，甘肃卫生计生委主任刘维忠因提到黄花菜能治疗抑郁，更是在网上遭遇一片口水。刘维忠得罪了谁？

要把凉了的黄花菜炒热，其实是反中医人士不遗余力的折腾，希望借此遮住中医在甘肃的光芒，实质是让中医陷入深深的抑郁中。正如凤凰卫视主持人杨锦麟说，"一些人牵住发布会内容的细枝末节炒作什么黄花菜，舆论的误导效应显而易见。其实，为看不起病的穷人谋福解忧，才是刘维忠北京记者会的重点。"

近年来，身处甘肃这个不发达的省，刘维忠制定了一套全新的医改思路：用最简单的方法解决最基础的问题，用尽可能少的费用维护居民的健康，走中医特色的医改之路。简、便、验、廉的中医药符合甘肃的省情，也符合中国的国情。医改这个世界性难题需要中国式解决办法，同样离不开中医药。刘维忠所带来的不只是推动中医药的发展，而是将健康的理念融入所有公共政策，创造健康的生存环境，倡导健康的生活方式。着眼于治病，病人只会越治越多；着眼于防病，想办法让人少得病、不得病，才能从根本上解决看病难和看病贵的问题。

推动中医事业的发展，刘维忠不只是遭遇口水，还多次躺着中枪。《刘维忠卫生厅长个人日记曝光》的文章在朋友圈广为流传，号称能用最便宜的药治疗常见病。刘维忠在微博上辟谣称："我都没有见过这本刘维忠个人日记，躺着中枪。"在今天，用现代科技改造中医甚嚣尘上，甚至黑中医泛滥之时，确实需要敢于担当的刘维忠为中医代言。刘维忠说，"假如把医疗比作是一个大家庭，西医是强势的，中医相对弱势。中医再不喊，就会消亡掉。"

尽管刘维忠引起反对中医和排斥中医的炒作，但口水淹没不了中医，甘肃中医惠及百姓的探索，激发出更多人的关注和肯定。这位即将在年底退休的官员坦言：高调推动中医事业发展没有遗憾。

刘维忠遭受网络非议，让人想起了"唾面自干"的典故。唐代娄师德说："人唾汝面，怒汝也；汝拭之，乃逆其意，所以重其怒。夫唾，不拭自干，当笑而受之。"大意是说，别人往自己脸上吐唾沫，不擦掉而让它自干。吐向刘维忠的口水，终将不拭自干，随风散去，让人汗颜的只是那些吐口水的人。

中医中药始终要姓"中"

2009 年 5 月，《国务院关于扶持和促进中医药事业发展的若干意见》出台。

中医药是我国独具特色的医学科学和优秀传统文化，几千年来为中华民族繁衍昌盛作出了重要贡献，对世界文明进步产生了积极影响。2003 年在抗击 SARS 的斗争中，确诊病例中运用中西医结合方法进行治疗的占 58.3%，在提高疗效、减少并发症方面显示了独特的优势。但目前，我国大部分中医院生存艰难。《意见》始终贯穿着扶持和促进中医药事业这条主线，按照中医药自身特点和规律来管理和发展中医药。

谁来为中国人把脉

"中医最大的危机是后继无人。也许不出 50 年，中医不需要被别人取消，就会自动退出历史舞台。"著名中医邓铁涛说。随着老一代中医纷纷故去，如果中医不能薪火相传，很多中医院学生毕业后既不懂望、闻、问、切，也不会开方配药，名为中医，实为西医，中医教育必须进行改革。《意见》提出，加强中医药人才队伍建设，解决困扰中医药发展的人才匮乏问题。按照中医人才成长规律施教，开展高等中医药院校中医临床类招生与培养改革的试点。

历代中医药名家的独到经验，需要一代又一代的后学者长期跟师实践，通过口传心授，反复揣摩，才能逐步领会，掌握真谛。师承教育是千百年来中医药人才培养的重要途径，也是传承中医药学术思想、经验和技术专长的有效方式。《意见》提出，完善中医药师承教育制度，制定师承教育标准和相关政策措施，探索不同层次、不同类型的师承教育模式，为了进一步调动师承指导老师和学生的积极性，《意见》要求，落实老中医药专家学术经验继承与专业学位授予相衔接的政策。2015年第四批继承工作与中医临床医学专业学位的衔接，既兼顾国家学位教育的基本特点，又遵循中医药师承教育的规律，是中医药师承教育新模式的探索和尝试。

会出现"无药可医"吗

"十方九草""无草不成方""四大药王"之首，从这些溢美之词中，不难看出甘草在药用价值方面的地位。李时珍的《本草纲目》记载最有效、最普及的药方中，有4890个含有甘草。这些年来，我国野生甘草面积已减少70%，经济蕴藏量下降80%。

中药是中医的子弹。因无序采猎、生态环境变化、资源利用粗放等因素的综合影响，有相当部分野生药用动植物资源已趋于衰退或处于濒危灭绝状态。中医药的发展，面临着"无药可医"的尴尬局面。

《意见》提出，促进中药资源可持续发展，这是中医药事业及中药产业生存和发展的基本前提。随着中医药事业和中药产业的现代化发展对中药资源数量需求的增加和质量要求的提高，采取有效措施，保障中药资源的可持续发展具有现实的迫

切性和长远的历史意义。要加强对中药资源的保护、研究开发
和合理利用，提高资源利用效率，促进资源保护与利用的和谐
同步发展。

中药有毒副作用吗

是药三分毒，无毒不入药。如何正确认识中药的毒性，至
关重要。《中国药典》2005 版收载常用中药材和饮片 551 种，
包括有毒中药 73 种，其中毒性大的品种 10 种。有毒中药往往
具有独特疗效，其毒性成分就是其药效成分，如现在已得到世
界公认的治疗白血病的砷制剂、治疗重症肌无力具有较好疗效
的马钱子等。

近年来，国际上发生了一些中药不良事件，包括"小柴胡
汤间质性肺炎"事件（仅发生于日本）、"麻黄事件"等，这
些不良事件的发生多因滥用或误用引起。例如，麻黄在我国一
般用于哮喘发作或感冒初期，用药时间很短。而国外将其作为
减肥补充剂长期使用，或作为兴奋剂而大剂量使用，这都不符
合中医的用药原则。

从临床事实来看，中药的不良反应发生率远远低于西药。
我国 2006 年药品不良反应报告为 36.9 万例，其中中药不良反
应发生率只占 14%~15%，并且严重不良反应相对较少。《意
见》提出，完善中药注册管理，充分体现中药特点，着力提高
中药新药的质量和临床疗效。我国政府有关部门对中药实施严
格的监管。在中药新药注册管理方面，已经制定了各类中药安
全性评价指南，并建立了覆盖全国范围的药品不良反应监测网
络。

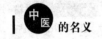

如何让中医药惠及民众

三根手指一根针，小夹板大锅汤，一剂治疗普通感冒银翘散 3~4 元钱；一剂治疗急性胃肠炎的葛根黄芩黄连汤，也不过 4~5 元钱，中医药以"简、便、廉、验"而著称。立足于现有国情，只有充分发挥中医中药价廉的优势，才能建立适应新形势、惠及我国 13 亿人口的卫生服务体系和医疗保健体系，解决老百姓反映强烈的看病难、看病贵的问题。

但目前，中医医疗服务体系特别是城乡基层中医医疗服务体系还十分薄弱，基础条件差，人才匮乏，需要加强建设。《意见》提出，一是要在区域卫生规划中合理规划和配置中医医疗机构，通过中央和地方共同努力，进一步加大公立中医医院的改造建设力度。二是大力加强综合医院、乡镇卫生院和社区卫生服务中心的中医科室建设，有条件的县以上综合医院和乡镇卫生院、社区卫生服务中心都要设置中医科和中药房，配备中医药专业技术人员、基本中医诊疗设备和必备中药。三是要积极发展社区卫生服务站、村卫生室的中医药服务，基本实现每个社区卫生服务站、村卫生室都能够提供中医药服务。四是要在其它医疗卫生机构中积极推广使用中医药适宜技术。

第二章

道地篇

中医会不会"亡于药"

ZHONGYIHUIBUHUIWANGYUYAO

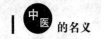

请留住中药"老字号"

传统中药命名，标明的是历史记忆，彰显的是文化价值，具有不可低估的经济和社会效益。如果大量中成药经典产品被迫改名，中医真有可能亡于药。

2017年1月，国家食药监总局印发《中成药通用名称命名技术指导原则（征求意见稿）》。按照规定，中成药通用名称一般不采用人名、地名、企业名称命名。这不仅适用于中药新药的命名，也适用于对原有中成药不规范的命名。

中成药名称不规范问题由来已久。对于一些市场紧俏的中成药，药企常常蜂拥而上。目前，名称中带"癌"的中成药文号有120多个，带"消炎"两字的中成药文号有近700个。例如，以骨藤为主要成分的肿瘤用药"消癌平片"，可以检索到68家药企生产。因此，规范管理中成药命名，防止暗示夸大疗效误导消费者，很有必要。

不过，很多事情往往有利也有弊。据统计，此次改名规定涉及5000多个中成药名。其中，具有百年历史的云南白药，再也不能用"云南"这个地名来命名。但是，中药自古讲究"道地药材"。川黄连、浙贝母、岷当归、淮山药等，都是在药名中直接标出地名。中药命名有地名在内，有点像现代的"地理标志产品"。同是黄连，四川产的含有效物质比湖北产的高。地理等因素对中药材的生长起决定性作用。中药如果不强调道地性，就无法区分究竟是产于淮南的橘，还是生于淮北的枳，让人不辨良莠，最终殃及中药"老字号"的名声。

按照中成药命名新规定，一些"老字号"中药首当其冲。中药品牌的重要载体就是中成药的通用名。传统中药无论用人名还是用地名来命名，标明的是历史记忆，彰显的是文化价值，具有不可低估的经济和社会效益。2016年12月发布的《中国的中医药》白皮书显示，2015年，中国中药工业总产值达7866亿元，占医药工业总产值的近1/3。庞大的产业规模，使中成药改名的影响力不容小觑。如果大量中成药经典产品被迫改名，中医真有可能亡于药。其结果不只是"改名换姓"，甚至有可能把中成药的"性"和"命"都改掉。

同年1月，中办国办印发《关于实施中华优秀传统文化传承发展工程的意见》，要求加强对传统医药的活态利用，使其有益的文化价值深度嵌入百姓生活。而要让传统医药"活起来"，就不应在中成药的命名上定"死杠杠"。"文革"时期，中药"去封建化"改名教训深刻。例如，大青龙汤易名为"解表除烦汤"，小青龙汤则改称为"解表化饮汤"，给中医药的教学、科研与临床造成不少混乱。中成药改名应兼顾历史和现实，不能任性。

中药是中国传统文化的组成部分，中药"老字号"烙着深深的"中国印"。中医药与西医药是异质医学，有着迥异的知识理论和方法体系。中成药的命名，与中医药的性味、经络、脏腑和药效等基本原理密切相关。因此，不能用西医西药的思维来管理中医中药，在命名上尤其如此，不可随意割裂传统。如果一刀切、一锅端，很多中药品牌就会被一棍子打死。保护中药"老字号"，就是保护传统医药文化，社会各方责无旁贷。

中医药学是打开中华文明宝库的钥匙。中药"老字号"并不是属于个人，而是属于整个民族。为了把中医药传承好、保护好、发展好，请留住中药"老字号"，莫让改名换姓断了"金字招牌"的命脉。

中药注射液为啥被"黑"

防范中药注射液的安全风险，宜疏不宜堵，不应限制基层使用，否则会因噎废食，培训基层医生规范使用才是正路子。

基层使用中药注射液不是涨费，而是降费。中药注射液不应是限制使用品种，而是鼓励使用品种。

最近，笔者的一位亲戚感冒发烧，高热持续不退，镇卫生院医生连用 3 天抗生素不见效。于是，他不得不辗转到市里的三级医院，医生用的是清开灵注射液，当天就退烧了。亲戚很纳闷："这么好的药，为啥不让基层医生用？"

近年来，中药注射液一直饱受争议，甚至屡屡被"黑"，其使用范围也受到限制。根据 2017 版国家基本医保药品目录，限制基层使用的中药注射液品种从 2009 年的 6 个增加到 26 个，且只能在二甲以上医院使用。事实上，能否进入医保目录，决定着一个药品在市场上的生死。如果不进入医保目录，必然遭遇毁灭性打击。

中药注射液受限，是因为其安全性受到质疑。那么，中药注射液果真不安全吗？2015 年全国药品不良反应监测网络显示，在发生不良反应的药品中，化学药占 81.2%、中药占 17.3%。与西药相比，中药注射液的不良反应率并不高。从用药原则来说，能口服不肌注、能肌注不输液，因为静脉注射风险最高，中药注射液也不例外。但是，中药注射液在临床上起效迅速，如果医生合理使用，病人获益大于风险。国家药品不良反应监测数据分析显示，基层成为中药注射液安全风险高发区，主要原因在于不合理使用。在中药注射液发生的不良反应中，合并用药超四成。这意味着，发生不良反应，并非单纯是中药注射液的问题。再加上基层医疗机构的救治设备、设施较有限，医护人员救治经验和能力相对缺乏，影响抢救效果及预后。因此，中药注射液的安全性问题主要是使用不当，而不完全是药物本身的毛病。

中药注射液与抗生素不同，不需要严格限制医生使用。中药注射液本质上还是中药，只是给药途径不同，旨在提高人体免疫力，让防御的盾更坚固，完全不必根据医院和医生的级别来限制使用。防范中药注射液的安全风险，宜疏不宜堵，不应限制基层使用，否则就会因噎废食。培训基层医生规范使用，才是降低安全风险的正确途径。

解决基层看病难、看病贵，中药注射液的优势不可替代。从历史数据看，中药注射剂 60%~70% 在基层医院使用，基层是"主战场"。如果限制中药注射液在基层使用，有违国家基本药物制度。例如，在被限制使用的 26 个中药注射剂中，有 7 个为国家基本药物。《国家基本药物目录管理办法》规定，"政府举办的基层医疗卫生机构全部配备和使用基本药物，其他各类医疗机构也都必须按规定使用基本药物。"以清开灵注射液为例，该药在非典时期立下大功，临床上不可或缺，是国家战略储备药品，在基层医疗机构广泛使用。通过行政手段强制限定药品使用报销范围，违背了国家基本药物制度的初衷，这是典型的部门政策"打架"，遭殃的是基层老百姓。如果老百姓用不上药，不得不重新回到大医院，既不利于分级诊疗，也加重了患者经济负担。医保部门是医保经费的"大管家"，限制使用中药注射液，最合理的解释是控费。实际上，基层使用中药注射液不是涨费，而是降费。不少中药注射液品种中标价日均费用不超过 5 元，属于国家低价药标准。从控费的角度讲，中药注射液不应是限制使用品种，而应是鼓励使用品种。

中医药是我国具有原创优势的科技资源，蕴含着巨大的创新潜能。比起传统的丸散膏丹，中药注射液只有 70 多年历史，却成为临床上用量最多的中药品种，堪称源自中国本土的"重磅炸弹"。期待有关部门为中药注射液正名松绑，让这个具有创新基因的传统药物长高长大，为健康中国再立新功。

挽救中药的良药在何处

"药为医用，医因药存。"连治病救人的药都"病"了，中医如何上演妙手回春的传奇？

重金属超标、含有毒成分、农药残留等等，中药近来"负面"信息不断。人们很少去辨别信息真假，懒得深究事实是否确凿，中药形象铁定受损。信任遭质疑，安全打折扣，如此危机频发，老百姓还敢吃中药吗？绿色安全无副作用的中药，究竟病在何处？

古人说，橘生淮南为橘，生于淮北为枳。中药自古最讲"道地药材"。质量优、疗效高的中药有极强的地域性。同是黄连，四川产的所含有效物质比湖北产的高。地理、生态的许多因素对中药材的生长起着决定性作用。川黄连、浙贝母、岷当归等，在中药的名称就直接标出"道地性"。如果违反传统，随意跨地区种植，品质自然会大打折扣。如今，中药当作农作物来种植，当成"农副产品"来管理，没多少人指导农民种中药材，价格调节成了惟一的指挥棒。农民唯价是取，哪种药价高就种哪种。一旦遇到价好的年份，还会提前采收中药。"三月茵陈四月蒿，五月砍来当柴烧。"不按时节采摘，不按地域种植的中药材，有名无实，"药你苦"的中药却不是苦口的良药，跟烂木头没有什么两样。

炮制不得法，轻则减效，重则害命。马兜铃出现肾病风波，主要原因就是国外为了减肥，把马兜铃直接当茶饮，而不知道马兜铃要用蜂蜜炮炙解毒。饮片切法不同，药效也不同。年轻的药工随意把药片薄片改厚片，厚片改块状。至于为何切薄片，只顾图省事，不知其然，更不知其所以然。片薄如飞的天麻，只能停留在老药工的记忆中。炮制饮片需要的技术含量得不到保证，饮片的质量当然就得不到保证。老百姓只知道中医不灵了，却不知根在中药上。

炮制技术乃是中药的核心，令人担忧的是后继无人。善鉴别精炮制的中药专家，全国只剩下两位年过八旬的王孝涛和金世元。有人将他们称为"熊猫队"，据统计，全国现有从事炮制研究的专家已不足50人。如果不对他们的技术加以抢救，未来的炮制人才培养将出现断层。更为窘迫的是，中外合资、独资企业开始大规模高薪聘请炮制专家。如不采取保护措施，中药炮制将成为第二个景泰蓝，这决不是危言耸听。

一方面是炮制人才缺乏，另一方面是教育系统对饮片炮制人才培养的忽视。当前"纸上谈兵"式的教育与实际需要大相径庭。中药专业毕业生不识药、不懂药的比比皆是。由于医药分离，中医专业的学生对饮片知之甚少。正规的大学培养不了饮片炮制人才，人才的缺乏可想而知。这就不难理解，在正规药材市场，以"药渣"冒充的正品大行其道，买家还当是真货。

"药为医用，医因药存。"连治病救人的药都"病"了，中医如何上演妙手回春的传奇？国医大师周仲瑛曾断言："中医将亡于药！"斯言痛哉，斯言诚哉，挽救中药的良药在何处？

中医会不会"亡于药"

我国中药材种植管理混乱，主要在于管理部门缺位，行业管理和质量监督几乎是空白。中药材源头呈现种源混乱、种质混杂的状态。中药当成了庄稼种，却没有当成庄稼管。

据报道，云南维西县是云当归的主产地，当地农民李铁梅种植150亩当归，所购当归种子不出苗。中药材种子没有质量标准，暴露出我国中药材监管的缺失。

个性化的中药材，如今普遍被当作农作物来种植。浇水、上化肥、打农药，与种庄稼没有两样。我国人工栽培的200多个中药材品种各有自己的生长习性，每个品种对土壤、温度、水分、光照、温差等自然条件要求各不相同。缺乏药材种植技术规范，该掐顶时不掐顶，该剪枝时不剪枝，该采收时不采收，不该采收时乱采收，致使中药材质量下降。"要想富，种中药"，在经济利益的驱使下，忽略了中药材的道地性，各地盲目扩种和引种，随意跨地区种植，加上缺少种植经验，往往造成病虫害大量发生，产量低下，品质也会大打折扣。不按时节采摘，不按地域种植，中药药性下降，导致"医准、方对、药不灵"，中医或亡于药，绝非危言耸听。

中药当成了庄稼种，却没有当成庄稼管。我国在中药材栽培技术上研究薄弱，一些重大药材栽培障碍问题一直没有得到有效解决，如人参、西洋参、三七、地黄的重茬问题。与农作物相比，我国中药材种子种苗尚未形成独立产业，处于一种自产自销的原始生产状态，相当于农作物上世纪五六十年代水平。国内已培育出优良品种并在生产上推广应用的不超过 10 种，占人工栽培药材总数不足 5%。目前我国中药材种子（种苗）品质退化严重。种质资源一直是制约中药材生产的"瓶颈"，处于"三无"状态：栽培中药材除人参等种子外，大部分没有国家标准；中药材基本没有新品种选育，新品种审定处于空白，没有相应机构或办法；中药材种子（种苗）标准工作涉及的规章制度几乎处于空白。

中药种少是宝，种多了是草。药农与市场之间信息不对称，再加上目前没有规范的中药材种子（种苗）经营渠道，多为农户自产自用或农户之间流通，或由个体商贩经营，质量问题无法保证。特别是药材种植产业散、小、乱，基地县某个单品种的产量甚至满足不了一家企业的需求。全国中药种植品种大约 1 万多种，但种植面积只有 10 万亩左右，甚至不如一个烟草品种面积大。中药材种植的"小农经营"，无法有效对接中药工业化大生产。

我国中药材种植管理混乱，究其原因，主要在于管理部门缺位，行业管理和质量监督几乎是空白。中药材源头呈现种源混乱、种质混杂的"两混"状态。《种子法》偏重粮油果蔬种子管理，对中药材种子的特性考虑不够，至今我国没有中药材种子（种苗）管理条例或办法。现行法规如《药品法》，并未涉及中药材种子（种苗）和新品种。中药材介于农作物与药品之间的边缘地带，各个部门都在管，其实都不管，中药材质量很难保障。

2009 年，国务院下发《关于扶持和促进中医药事业发展的若干意见》提出："要保护药用野生动植物资源，加快种质资源库建设""结合农业结构调整，建设道地药材良种繁育体系和中药材种植规范化、规模化生产基地"。中医药种植，要尊重自然、顺应自然和保护自然，真正按照中药的天然属性和生长规律，严格采集和种养方法，把中药资源作为战略资源来管理。

中药材的品质决定中成药的质量。希望加强多部门之间的衔接配合，变"九龙治水"为"一龙治水"，从源头上保证中药的品质。

中药是"药"不是"草"

"贵得离谱"，让人吃不起；"低得惊人"，药贱又伤农。价格大起大落，关键在于中药材管理无序。

最近，中药材价格一路飙升，往日的"一把草"成了"贵族药"。从 2011 年至今，全国市场 537 种中药材中有 84%涨价。其中，麦冬涨价近 10 倍，金银花的价格赶上了金银价。以前一服六七元的感冒药，现在涨到 20 多元。网友说，中药材从"药你苦"变成了"药你命"。

中药材价格暴涨，有中药减产、种植面积减少、游资炒作等多方面的原因。归为一点，就是供不应求。价格上涨，是对前几年虚低价格的"纠偏"，是一种"报复性反弹"。

"贵得离谱"，让人吃不起；"低得惊人"，药贱又伤农。价格大起大落，关键在于中药材管理无序。改革开放后，中药材被明确定为农副产品，实行开放经营。随着全国药材系统解体，至今没有一个部门管理中药材生产和初加工。国家加大对粮食作物的补贴力度后，被列为农副产品的中药材并未获得相应的补贴。农民认为，"种药材还不如种甘蔗""种少了是药，种多了就是草"。由于农民缺乏种植积极性，药材自然供不应求。

简、便、验、廉不仅是中医药的特色，也是中医药相对于西医药的显著优势。中药价格飞涨，必然影响中医药的生存和发展。因此，如何打通资源短缺瓶颈，成为了中医药可持续发展的关键。

目前，临床常用的 102 种中成药已进入《国家基本药物目录》。基本药物由国家发改委制定最高零售价，这意味着原料涨价，但中成药价格不能涨，中成药企业夹杂其中很受伤。集中采购，各地容易出现"低价取向"。以 2 毫升 / 支的清开灵注射液为例，国家发改委最高限价为 0.63 元，地方中标价仅有 0.36 元。药材原料价格"虚高"与成药价格"虚低"的矛盾进一步激化，中药行业面临生存危机。

有人认为，中药材涨点价问题不大。因为它的生产具有一定的季节性、周期性，一旦市场供给恢复充足，价格会自然回落。其实，相当一部分中药材是不可再生的资源。据统计，中药年需求量高达 70 万吨，而栽培药材仅占常用药材品种的 20%~30%。因无序采猎、生态环境变化、资源利用粗放等因素的综合影响，有相当一部分野生药用动植物资源已趋于衰退或处于濒危灭绝状态，被列入中国珍稀濒危保护植物名录的药用植物已达 168 种。中医药的发展，可能陷入"无药可医"的尴尬局面。到那时，中药才真正变成"要你命"。

中药资源的短缺和濒危，还与中药材被大量出口贱卖有关。近年来，我国中药出口呈现"一增一降"的态势，即提取物的比例连年增长、中成药份额逐年缩小。国外大量从我国进口中药提取物，用来开发植物药。哪种药材价格越贵，破坏就越严重，如此恶性循环，直至灭绝。在出口的中药材资源中，多数属于我国独有的稀缺资源。由于缺乏有效保护，药材资源日渐枯竭。长此下去，无疑是自掘坟墓。

中药材价格回归理性，不能光靠市场调节，还需要政府从产业政策上给予扶持。只有从战略上加强中药材资源的保护、开发和利用，中医药事业才能可持续发展。关于中药材短缺问题，周恩来同志当年曾提出了"先饮片，后成药；先治疗，后滋补；先国内，后国外"的"三先三后"原则。鉴于此，我国的中药出口不能再走"把中药当草卖"的老路了，当务之急应该是转变中药的发展方式，提高产品附加值，降低资源消耗，走一条从"卖草"转向"卖药"的新路。

中药"有毒"是误读

1. 中药重金属超标是个老话题。海外消费者对中药存在误解，西医理念和中医理念不一致。

最近，中药重金属超标问题引起了人们的广泛关注。实际上，这在中药领域是个老话题。盘点这些所谓的"超标"事件，一个最为鲜明的特点是：出口转内销。境外市场发现超标毒中药，经媒体报道后在国内形成轩然大波。

香港卫生署发布公告称，一批同仁堂健体五补丸被检测出汞含量超标，另外两款产品牛黄千金散及小儿至宝丸的朱砂成分含量超标。

朱砂所含"汞"和水银之"汞"是两回事，此"汞"非彼"汞"。国家药典委员会首席专家钱忠直教授认为，汞对人体的毒性，很大程度上取决于它的存在形式，而朱砂的主要成分为硫化汞（HgS），是典型的共价键化合物，化学性质稳定，溶解度极小，甚至不溶于盐酸和硝酸，难以在胃中分解被人体吸收进入体内。因此，对朱砂和含朱砂中成药的毒性评价，不能简单套用"汞"的毒性数据来进行折算，应区分药物中含有的是什么形态和价态的汞。将汞毒性套在朱砂身上，是不符合化学原理的。

在此事件之前，华润三九集团生产的治疗偏头疼中药正天丸在英国被认为可能含有毒性，因为正天丸中含有乌头草，这是一种曾被古希腊人视为"毒药之王"的药草，可能对心脏或者神经系统产生毒性。

华润三九集团相关人员表示，正天丸说明书中披露的处方包含的附片为附子的炮制品。附子是毛茛科植物乌头的子根加工品，而乌头为毛茛科植物乌头的母根，附子与乌头入药部位不同。因此，经过炮制后，附子所含乌头类生物碱毒性大大降低。

汉森制药旗下拳头产品四磨汤被曝出含致癌物槟榔。原因是国外 2003 年有一篇文章，列出槟榔、烟草等 118 种致癌物质。文章对东南亚、马来西亚、泰国、印度进行了流行病学调查，调查显示长时间咀嚼槟榔的人口腔癌发病率要高一些，结论说长期咀嚼槟榔可能诱发口腔癌。

"嚼槟榔"与"槟榔入药"有根本区别，此槟榔非彼槟榔。中国工程院院士李连达总结出几点"不一样"：一是所用原料部位不一样。"嚼槟榔"所用槟榔是"幼果"，而药用槟榔使用成熟的果仁。二是炮制加工不一样。"嚼槟榔"用石灰水浸泡，再加上碱性、刺激性很强易引起口腔黏膜损伤。中药槟榔则须经炮制、加工、提取、除杂，有明显的解毒作用。三是入口方式不一样。有的人嚼槟榔一嚼几个小时，而中药槟榔是汤剂口服，不会长时间刺激口腔黏膜。四是用量不一样。"嚼槟榔"没有限时，属于大量、无限制的使用。而中药用槟榔一天一般是 3~5 克。

中国中药协会会长房书亭认为，中药有毒主要是海外消费者对中药存在误解，西医理念和中医理念不一致。如果单纯地把它们作为一个化学分子看待，那药就成了害人的毒药；如果当作一个有机整体看待，它就是治病的良药。

2. 中药之害在医不在药。中药临床是否安全的关键，不

在于自身是否有毒性，而是在于临床能否合理应用。

"龙胆泻肝丸事件"始于上个世纪 90 年代至本世纪初。由于外国人不懂中医药、不按中医理论辨证，给病人长期使用含马兜铃酸的中药减肥致使一些人肾脏受损。一些西方国家媒体借机大肆炒作，最终多达 70 余种中药材遭到株连，酿成了"马兜铃酸事件"。

中国中医科学院中药研究所研究员梁爱华指出，在国内，中药是遵中医理论、辨证施治，出问题较少。国外用法不同，没有在中医理论指导下使用，出现问题是正常的。不能在国外一出问题，遭到禁用，国内就觉得问题不得了。中西药都有不良反应，关键是要合理使用。

"临床中，我从未发现一例患儿因使用朱砂或含有朱砂的中成药出现不良反应。"北京东直门中医院儿科教授徐荣谦说，朱砂在临床上主要用于危、急、重病症。

中医最著名的、用于急救的"成药三宝"安宫牛黄丸、局方至宝丸、紫雪丹的配方中都含有朱砂。凤凰卫视主持人刘海若在英国被西医宣布为脑死亡，回国采用中医治疗后，竟然又可以说话、走路了。治疗过程中，起重要作用的就是安宫牛黄丸。

古人说："药之害在医不在药。"离开中医的整体观，不懂辨证论治和君臣佐使，乱用或滥用中药，就容易出问题。诚如清代医家徐灵胎所言："虽甘草、人参，误用致害，皆毒药之类也。"古来亦有"医不三世，不服其药"之说，意指中医如果没有深厚的中医药知识，不服其药。

全国政协委员王承德说，中药有毒与无毒，关键是能否对证治疗。只要对证治疗，有毒的也安全。不对证治疗的，无毒的也有毒。他希望正确认识中药的毒性问题。

中国中医科学院柳长华研究员指出，朱砂等含汞中药引发毒性反应的主要原因，是错误地将含汞药物作为保健药物，超量、超时使用。中医服药讲究中病即止，"有病病受之，无病体受之"，只要在医生指导下，按照安全剂量、用药时间服用，就不会引发毒性反应。

北京市中医局有关负责人表示，含重金属等矿物如朱砂、自然铜、石膏等入药是中医的传统，《神农本草经》就有记载。经过数千年的临床实践，许多老专家临床上应用矿物药治疗病症，常能起到一般药物所没有的积极作用，所以，含重金属矿物药是中医药特色和优势的组成部分。实际上，中药临床是否安全的关键不在于自身是否有毒性，而是在于临床能否合理应用。很多毒性药，只要应用得当，通过复方配伍和辨证论治，就能在临床上起到很好的治疗作用。

"实际上，毒性不仅仅存在于中药与中成药身上，许多西药也存在对人体脏器的损伤作用。比如使用庆大霉素就存在致聋危险与肾损伤的危险，但是在科学用药、保证剂量的前提下，多数药品的毒副作用对人体不构成威胁。"梁爱华说。

钱忠直强调，是药三分毒。所有的药上市批准，找不到一个百分之百安全的药。吃药一点风险都没有，是不可能的。而医生根据经验指导患者服药，就可以有效地规避药品风险。

3. 欧美国家采用食品标准检测中药。所谓中药"超标"事件，其实是因标准不同、测量方法不同而导致的评价差异。

很多地区和国家，包括一些东南亚国家和日本在内，对于中药重金属的限量标准，采用的是食品标准。特别是在欧美国家，并不承认中药是药。中药是以食品、保健品等名义出口的，欧美国家采用的是食品标准对中药进行检测。

钱忠直指出，药品并不像食品一样大量地、经常地食用，是短期内在医生的指导下限量服用。药品重金属的含量，不能简单地用食品的标准来代替，只能是参考。

王承德认为，用食品标准来管中药，限制含重金属中药的使用，导致中医大夫不敢使用，许多有特色的中医治疗方法失传，大大降低了中医的治疗效果。

李连达不无担心地说，这个有毒应该禁用，那个有毒应该禁用，没完没了，如果这样搞下去，什么中药都不能用了。这不仅仅是一个品种、一味药的问题，而是关系到整个中医药事业的发展。

梁爱华说，国际上以某一单一成分是否有毒，来判定中药药材是否有毒，是欠科学的。

所谓中药"超标"事件，其实是因标准不同、测量方法不同而导致的评价差异。当朱砂做成中成药时，测定其中有毒的游离可溶性汞，目前国际上采用的方法均是消解破坏法，其结果是，在破坏和消除了有机物干扰的同时，不溶性的朱砂（HgS）分解成了有毒的 Hg^{2+}、Hg^+。测定的物质和人们服用的物质不是同一种形态。所以，会得出中成药汞超标几十倍、几百倍的报告结论。

柳长华认为，中药讲究用药性治病，而西药根据成分治病。中西医之间存在很大差别，用西医标准来评价中医，本身就是对中医的不尊重。化学测汞采用的是原子吸收法，检测出的是朱砂中所有的汞成分，而不仅是游离汞。因此，以此指责中药有毒是不合理的。

钱忠直介绍，含朱砂中成药安全性质量控制的一个关键问题，就是要建立能够选择性测定不同形态和价态汞的方法。这个课题国家药典委员会正委托上海药检所在研究，有望在2015年版中国药典中收载①。

推动中药质量评价体系研究，已成为我国中药产业发展面临的重要课题。钱忠直指出，药品重金属限量标准是一项全新的工作，应在保证安全的前提下，综合考虑资源的有效性等多方面因素，不断积累数据，最后形成科学的限量标准。

科学认识中药"毒性"

1. 有毒中药往往具有独特疗效，其毒性成分就是其药效成分。中医历来推崇"以毒攻毒"理论，有毒中药治疗沉疴大疾。

附子，历代医家及本草著作皆言"有毒""有大毒"。2000多年前的《神农本草经》将附子列为"多毒，不可久服"之"下"药。现代研究表明，附子含有乌头碱、中乌头碱、次乌头碱等毒性成分。

已故全国名老中医李可善用附子，有毒的附子成了救命药。他认为，"附子为强心主将，其毒性正是起死回生药救之所在。"

一名65岁男性患者，心肌扩大，不能平卧，呼吸难以接续，面色灰暗，手冷过肘，足冷过膝，汗出如油，舌红光无苔，脉浮虚大而数（260次/分），血压已测不出，气息奄奄，

---

①此篇文章写于2015年之前。

危在旦夕。李可连开三剂药：第一剂药中附子 200 克，病势未转；二剂时附子加至 400 克，稍稳定；第三剂附子加至 500 克，病势开始趋缓，四肢转温，脉亦变缓（90 次 / 分），血压 160/70 毫米汞柱，调理 1 周后出院。

"是药三分毒，无毒不入药"，中医对中药的毒性早有认识。《神农本草经》就将中药分为上、中、下品。《中国药典》2010 版收录常用中药材和饮片，包括有毒中药 73 种，大毒性品种 10 种。

中医历来推崇"以毒攻毒"理论，即以有毒中药治疗沉疴大疾。唐代名医王冰也说："辟邪安正，唯毒乃能，以其能然，故谓之毒药。"明代名医张景岳认为："药以治病，因毒为能。"有毒中药往往具有独特疗效，其毒性成分就是其药效成分，如现在已得到世界公认的治疗白血病的砷制剂、治疗重症肌无力的马钱子、治疗类风湿性关节炎的雷公藤等。

中华中医药学会风湿病专业分会主任委员、国家药典委员王承德说，有毒中药才是好中药，非一般平淡药能取代。砒霜、附子、麝香、川乌、大黄、雄黄、朱砂、马钱子等，能力挽狂澜，攻克顽疾，运用得当，每获奇效。从某种意义上说，越是有毒的药，越是有效的药，越是好药。

在中医里，"毒"性指药物的偏性，用药物的偏性来纠正人体的偏性。治疗疾病的实质是祛除致病因素，调整人体机能。根据药性的峻猛程度，亦即大毒、常毒、小毒、无毒之分，决定方药的轻重、大小。特别是作用猛烈的药物，使用时更宜恰到好处，以除病而不伤正为度，最大限度地保存正气，消除病邪，收到良好的疗效。

王承德指出，中药有毒物质可分为两种情况：一是有毒成分为非有效成分，如半夏、白果、苍耳子等都含有无治疗作用的有毒成分，把它们去掉可以防止中毒；二是有毒成分便是有效成分，即以其毒性来治疗疾病。马钱子的番木鳖碱、巴豆中的巴豆油等既是有毒成分，也是有效成分，如将其去掉则药效丧失，若使用生药又会引起中毒，只有降低其有毒物质的含量以减少毒性，保持一定的药效。因此，有毒的药物用之得当可以防治疾病，用之不当则会中毒。他认为，"药"与"毒"是对立统一的。中药毒药既有对人体不利的一面，也有治疗疾病的一面。正确把握和认识中药毒性，无疑对临床安全用药有所裨益。

2. 有毒中药的毒副作用，通过炮制或配伍来减轻或消除。辨证用药既能提高疗效，又能减轻毒性。如不辨证用药，无毒中药也会产生毒副反应。

中药临床使用一般有 3 种方法减毒增效：一是炮制减毒，通过特殊的炮制工艺，降低或消除中药的毒性；二是中药配伍减毒，在中医临床上，不是单用其中一味药，而是多种药物联合作用，实现减毒增效；三是有毒中药按处方药管理，凡有毒的中药，在遴选过程中都不会划入到非处方药物中，此类药物一定要在医生的指导下使用。

中药经过炮制能降低或消除毒性，保留药理活性，增强疗效。马钱子用于祛风定痛、舒筋活络，未炮制前含有生物碱士的宁，含量最高，毒性最大。经砂烫和油炸炮制后，总生物碱含量相比分别下降 7.9% 和 8.4%，其毒性下降 48.5% 和 52.2%。

王承德说，有毒中药经过炮制可消减有毒成分的含量，破坏或改变其有毒成分的化学结构，与特定的炮制辅料起解毒作用，破坏共存酶的活力，防止其酶解作用等。可见，规范炮制有解毒、减毒、制毒和增效的作用。

有毒中药的毒副作用，可通过恰当的配伍来减轻或消除。中药方由多味中药组成，配伍讲究君臣佐使，生克制化，或增强药效，或制约毒性，实现疗效最好、最安全。

王承德介绍，药理研究证明，附子、干姜、甘草组成的四逆汤，其毒性大大低于附子单用。如十枣汤用大枣来缓和甘遂、大戟、芫花的毒性。毒性中药应用重视配伍，提倡"若有毒宜制"，通过药物之间的配伍来制其毒性。

中国中医科学院柳长华研究员表示，含有毒性的中药不会单独使用，而是与其他味药配伍，保证复方药在发挥总体疗效的同时，将其中单味药可能产生的毒性降到最低。

合理久煎、减毒存效，是诸多医家应用有毒中药的可靠经验。经较长时间煎煮，有毒成分被挥发或水解而减低，有效成分仍可保留发挥治疗效用。细辛的有毒成分为挥发油中所含的黄樟醚，有效成分为挥发油中所含的甲基丁香酚。实验表明，细辛经煎 30 分钟后，煎汁中还保存一定量的有效成分甲基丁香酚，而有毒成分黄樟醚的含量则大大下降，不足以引起毒害。

有毒中药的应用要从小剂量开始，逐渐加大剂量，并且中病即止，不可过服。如朱砂用量从 0.2 克开始，之后逐渐加量，但最大剂量不应超过 1 克，而且不能过久或持续服用。

王承德指出，有毒中药安全范围窄，常用量小，稍有不慎即可导致中毒，因而对其剂量要严格控制。既要限制每次用药的剂量，还要限制用药时间，把握用药的总剂量，防止药物在体内蓄积中毒。患者出现中毒反应应立即停药，并采取相应的解毒措施。

他强调，辨证用药既能提高疗效，又能减轻毒性。如不辨证用药，无毒中药也会产生毒副反应。辨证施治包含辨病、辨证、辨人、辨地域、辨时间、辨民族，做到明其利而用之，知其弊而制之，扬长避短，如此用药可达最佳效果。

3. 中西医属于不同的医学体系，不能用西药的安全标准评价中药。应积极引进毒理学先进技术和手段，建立符合中医药特点的毒性评价体系。

近年来，中药"有毒"风波频频发生。其主要原因在于，中西医属于不同的医学体系，很多人用西药的安全标准评价中药。中药究竟有毒没毒，始终说不清、道不明。

有的专家提出，中药企业必须加强基础性研究和药品上市后的再评价，拿出可信服的科学数据。企业是药品的第一负责人，应对产品投资进行研究、通过动物试验、临床试验，拿出数据证明产品的有效性、安全性。

持不同观点的专家认为，中药的药理和毒理研究不能借用化学药品的方法思路，中药多种成分共同发挥作用，安全性研究具有特殊性，毒理学研究需要大量验证工作。再加上中药企业资金投入巨大，大多数企业负担不起。

国家食品药品监督管理总局 2012 年统计显示，西药不良反应率占 81.6%，中药占 17.1%。从数据来看，中药不良反应发生率低于西药。钱忠直说，从临床看，中药的不良反应发生率远远低于西药，并且严重不良反应较少。

事实上，我国有关部门一直对中药实施严格监管。在中药新药注册管理方面，已经制定中药安全性评价指南，并建立覆盖全国范围的药品不良反应监测网络，重点研究建立适合中药特点的安全性评价方法及其质量控制标准。

钱忠直强调，药品"有毒"的结论必须有大量严格规范的临床报告，由国家药典委员会专家研究。得出结论后，再向国家食品药品监督管理总局报告，其他机构没有资格随便发布一个药品"有毒"的结论。

中国中医科学院研究员叶祖光认为，中药成分的复杂性、有效成分的模糊性、配伍的整体性，增加了人们对中药毒性研究和认知的难度。他建议，在中药安全性评价中，应积极引进毒理学先进技术和手段，建立符合中医药特点的毒性评价体系。

中国中药协会副会长张世臣介绍，中药毒性研究应另辟蹊径，取其精华，去其糟粕。以砒霜为例，砒霜是一种无味的白色粉末，化学名为三氧化二砷，100毫克就可致人死地。这味在古代常被用于"谋财害命"的毒药，现在是治疗白血病的良药。1999年在我国上市，2000年获得美国食品药品监督管理局认证。

王承德认为，运用重金属类中药防治疾病，中医临床一直沿用至今。尤其是在一些疑难病症的治疗上更有独到之处，引起国际医药界的广泛关注。所以，中药毒性研发不应受西医束缚。

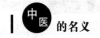

中药毒性不能"乌龙"

　　辩证看待中药的毒性，离不开公众健康素养的提升。药品是一把双刃剑，科学理性地对待中医药，才能让良药保健康。

　　今年 35 岁的何女士准备生二胎，感觉身体比较弱，于是找中医调理。然而，当她看到医生开的药方中有一味药是何首乌时，立马就生气了，因为她认为何首乌是伤肝药。

　　类似的例子还不少。国家食药监管总局曾发布《药品不良反应信息通报》，提示口服何首乌及其成方制剂可能有引起肝损伤的风险。近年来，随着中草药在全球的广泛应用，中药引起肝损伤的争议越来越多。

　　其实，所谓"中药伤肝"，多数是"冤案"和"错案"。在中医临床上，讲究"用药如用兵"，不只是某一种成分或某一种药物发挥作用，而有点像是多兵种联合作战，多种药物联合作用于多个靶点，药物间实现配伍，达到减毒增效的功用。以西药的标准来评价中药，难免会让中药蒙受"不白之冤"。目前，临床上中药与西药经常联合应用，如维 C 银翘片、感冒灵颗粒等均含有可致肝损伤的对乙酰氨基酚，这就导致临床上很难确定肝损伤致病药源是西药还是中药。部分中草药药名混淆，如三七和土三七，质量参差不齐，甚至受到有毒物质污染。影响中草药肝毒性的混杂因素如此众多，剪不断、理还乱，"错案"纠正起来还真有点难。

2016 年，中华中医药学会团体标准《中草药相关肝损伤临床诊疗指南》发布，这是国内外首部专门肝损伤诊疗技术标准。由于存在"非西药，即中药"的片面性诊断思维，目前大多数研究将中草药作为一个整体，与某一类化学药甚至某一种化学药进行比较，往往得出片面的结论——中草药占导致肝损伤药物比例较高。《指南》将中草药按功效分为解表药、清热药等 21 大类，化学药分为抗结核药物、抗肿瘤药物等 11 大类，以此将中草药和化学药分别作为一个整体进行并列比较，发现中草药引起的肝损伤所占比例低于化学药。

这项成果虽然洗白了中药肝损伤的污名，但并不能否认我国在中药不良反应研究方面的欠缺。现代医学对药物性肝损伤已有深入认识，具体到某类药如"抗结核药物""抗肿瘤药物""抗生素"，甚至细致到某种具体化学成分。超过 900 种化学药被明确为可以导致药物性肝病的药物，并成为现代药物退市最常见的原因。反观中药，由于中药成分复杂，国内外亦缺乏安全性研究数据，人们并不了解中草药的肝损伤风险，有理说不清。对于药品的不良反应，中医不能"谈肝损伤而色变"，丢掉话语权只能是授人以柄，重要的是建立从临床到实验室的客观诊断证据链，科学厘清药源性肝病与中草药之间的关系。

古人说："药之害在医不在药。"能否合理用药，关键在于医生。中医在辨证准确的基础上，临床上讲究小量初试，中病即止。对于有毒药物，必须经过相应炮制，以减毒增效。以何首乌为例，分为生首乌和制首乌，前者未经加工炮制，后者则经过处理。九蒸九晒的何首乌炮制品和生首乌，在临床上药性药效差异很大，这是西医难以明白的中药奥秘。一项不完全统计显示，中国大约 70% 的中成药是由综合医院的西医医师开出。杜绝西医开中药不大现实，比较可行的办法是，开中药的西医接受相关培训，"西学中"合格方可开中药。

辩证看待中药的毒性，离不开公众健康素养的提升。药品是一把双刃剑。一方面，公众不能盲目长期服用某种药物；另一方面，也不能只记着"是药三分毒"，而忽略了还有"七分效"。科学理性地对待中医药，才能让良药保健康。

绿色中药何处寻

中药材造假之风愈演愈烈，掺杂掺假成为市场"潜规则"，崇尚绿色的中药材被污名为"毒中药"。长此下去，中药将走上一条黑色的不归路。

前段时间，笔者去看中医，抓了一周的中药，包括出诊费，算下来上千元。素以简便验廉著称的中医药，如今价格贵得有点离谱。

中药价格上涨的原因有很多，归结到一点，就是资源稀缺，供不应求。中医的发展建立在丰富的药用资源的基础上，如果没有了资源，中医就成了无米之炊。药品在临床上的具有不可替代性，缺一味药就组不了方治不了病。中医和中药的关系，就好比是枪和子弹的关系。以石斛为例，这种曾遍布近半个中国的传统中药材，在国内已无经济产量，不得不从中亚、南亚国家进口。

由于市场需求量不断增加，"野生无主、谁采谁有"的中药资源成为"免费的午餐"。于是，开发一种资源，毁灭一个物种，全国范围内的野生药用资源开发已陷入困境。《中国植物红皮书》收录的398种濒危植物中，药用植物数目达到168种。一个物种的破坏和消失，将影响十多个物种的生存，中药资源物种破坏带来的生物多样性方面的影响难以估量。遗憾的是，"保护名单"并没有成为濒危野生药用植物的"免死令"。药价越高，反倒加剧了人们对珍稀药材的掠夺式采挖。虫草就是一个最直观的例证。上世纪七十年代，几块钱就能买一斤虫草，如今连根虫草须也买不到了，野生虫草早已是重金难买。

在野生药材资源面临物种和环境双重危机的挑战下，人工繁育处境艰难，一些药材的生长周期长达三至五年，鲜有企业愿意甘冒风险。人们常说：药材好，药才好。其实源头是优质的种子资源。不保护好野外物种，即使是人工栽培，种质资源的大量流失，依然不能从根本上解决药用植物的濒危问题。

中药资源遭遇劫难，还与中药提取物出口的错误导向有关。中医药在世界范围内被越来越广泛地接受，我国优质道地药材本是"一块宝"，但在西方主流市场还缺乏合法身份，只能作为低附加值的"草"来贱买，中药提取物大行其道，被大量出口到欧美市场，被做成制剂返销到国内。中医药以牺牲环境和物种的代价，用自己的血和肉喂饱了跨国药企。这种卖资源毁环境的做法，实现令人痛心！

中药材价格上涨了，但中成药价格却涨不上去，导致掺假之风盛行。眼下，尽管药品最高限价已经取消，但在各地药品集中采购"唯低价论"的政策并没有改变，这让中成药企业很受伤。例如，规格为 60 片／瓶的复方丹参片成本价 3 元多，中标价不到 1 元。如此便宜的药品，导致"劣币驱逐良币"，中药材造假之风愈演愈烈，掺杂掺假成为市场"潜规则"，崇尚绿色的中药材被污名为"毒中药"。长此下去，中药将走上一条黑色的不归路。

实现中药的绿色发展，迫切需要打开政策的枷锁。在国内市场，中药材只有药典规定的及格线标准，没有分级标准，造成中药材良莠不分。国内亟待建立中药材等级标准，实行优质优价，促进中药产业绿色发展。中药行业是典型的药材资源依赖型产业，而中药资源一直是中医发展的"软肋"。《中药材保护和发展规划（2015—2020 年）》提出："中药材是中医药事业传承和发展的物质基础，是关系国计民生的战略性资源。"中药资源的科学保护、合理开发和持续利用，已经纳入国家战略规划中。只有坚持绿色发展理念，中医药才能实现可持续发展，岐黄之术才会发扬光大。

让养殖动物少吃抗生素

将中医"治未病"的理念引入动物养殖中，实行健康养殖，创建新型食品安全屏障，使防疫治病关口"前移"。

2011 年 11 月，黑龙江飞鹤乳业的奶牛感染布鲁氏病，引起了人们对牛奶安全的担忧。很多人在问：养殖动物生病了，会不会使用抗生素？如果使用抗生素，会不会给人体带来危害？

动物的防病治病，影响着人类的食品安全。为保障动物健康，人们在养殖的过程中使用了各种药物，其中最为常用的是抗生素。据统计，我国抗生素使用量中，有一半以上用到了动物身上。药物滥用暂时保住了动物的生命，但动物源性食品过高的药物残留，为人类的食品安全埋下隐患，食品安全的风险无法避免。

但是，无论是在饲料中添加化学药物，还是在治病中使用化学物质，化学物质进入动物体内，都无法通过正常代谢排出体外。这无形中增加了药物残留检测的工作量，我们需要不断地更新完善检测标准，添置新型的精密仪器设备，防止新的"三聚氰胺"和"瘦肉精"出现。否则，不仅消耗了大量资金，而且按下葫芦起了瓢，食品安全问题很难被彻底解决。

为此，很多专家曾提出：将中医"治未病"的理念引入动物养殖中，实行健康养殖，创建新型食品安全保障体系。通过推广我国传统的中药、中兽药，建立绿色中药基地，研究和开发多种畜禽的中药饲料、饲料添加剂和中兽药制剂，用于动物源性食品原料的生产、饲养、屠宰、加工等环节。

我国自古就有中药拌入饲料治病的历史。中兽医有一套完善的理论体系，是传统医药学的组成部分。中药制剂兼有营养与药用两种属性。用作饲料添加剂，可协调机体生理机能，促进动物生长，不产生耐药性，无残留。用于治疗疫病，可协调自身免疫机能抗病毒、抗菌以及缓解发病症状。中兽药应用于养殖行业，既能控制疫病，又能有效地解决残留超标问题，实现防疫治病关口"前移"，应用前景广阔。

尽管中兽医学源于中国，根在中国，却未得到相应的发展。近年来，由于财政投入少，研发能力弱，中兽医药行业的发展受到严重制约。自从 1995 年学科专业调整，中兽医本科教育被取消，全国从事中兽医教学人员比大熊猫还要少。据统计，中兽药研发的专业人员不足 500 人。从 1987 年到 2007 年，《中国兽药典》上的中兽药新制剂或产品只有 14 种。而在世界上，中兽医的特色和优势，越来越受到各国重视，从业人数急剧增加。美国目前就有 5000 多人在从事中兽医的应用和研究。

保障食品安全，中医药可以大有作为。让养殖动物不生病、少生病，人类才能吃得更放心。

中药为何要有动物药

动物药已经成为我国中药发展的战略储备，在临床上具有不可替代性。近年来，野外动物药资源减少枯竭，国家对珍稀濒危动物保护严格，都使动物药药源日趋收窄。

如何处理动物保护和动物药用资源利用之间的关系，已经成为我国中医药传承发展中的必解课题。2011 年，由中国中药协会主办的"珍稀药用资源保护和利用讨论会"在京召开，与会专家共同为珍稀药用动物资源的保护与开发"把脉"。

中药不只是植物药

提起安宫牛黄丸、片仔癀、六神丸，人所共知，这些都是传统中药国宝级的优秀代表品。

"中药不只是植物药。"北京中医药大学高学敏教授说，中药主要由植物药、菌物药、动物药、矿物药等四部分组成。在长期与疾病做斗争的过程当中，在众多的自然资源当中，历代中医遴选了很多优秀的植物药、动物药，形成了中医药宝库，凝练出传统名方名药，为我们民族的健康繁衍做出了重大的贡献。

据不完全统计，目前我国含麝香、豹骨、羚羊角、穿山甲、熊胆等珍稀濒危药用资源成分的中成药品种大约有六七百种，生产厂家近千家。

但是，随着社会的发展、物种栖息地的丧失和破坏，整个地球动物物种濒危状况日益严重。野外资源减少、枯竭，使得一些传统经典、特效的国宝级中成药赖以发展的物质基础日益丧失。

北京中医药大学原校长龙致贤教授说，中国政府在20世纪七十年代加入国际动物保护公约后，为动物保护做了大量有益的工作。部分物种如老虎、犀牛已经禁止贸易。按照华盛顿公约的有关要求，对敏感物种资源入药进行原料库存注册、年度消耗总量控制、使用行政许可审批、标识管理等。近年来，国家林业局和中医药局等相关部门做了大量的保护和恢复野生动植物资源的工作。

保护动物早已成为多数国家、多数人的共识。我国立法对野生动物进行保护。1988年颁布了野生动物保护法，2004年8月修订，在强调"国家保护野生动物及其生存环境，禁止任何单位和个人非法猎捕或者破坏"的同时，也实行"国家对野生动物实行加强资源保护、积极驯养繁殖、合理开发利用的方针，鼓励开展野生动物科学研究。"

中国中药协会执行副会长王瑛说，长期以来，国外媒体较

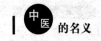

少关注和报道我国在野生动植物保护方面取得的成绩，更多的是对我国存在的一些不太规范的个别现象进行"放大"式负面宣传，批评甚至攻击我国的野生动植物保护工作，并别有用心地与中医药的传承发展联系在一起。

动物药能否被替代

自古有言："黄金易得，熊胆难求"，足见熊胆的珍稀。动物药究竟在中药中发挥什么样的作用？

北京中医药大学教授高学敏指出，动物药与植物药、矿物药、菌物药相比，活性成分作用强，疗效更显著，毒副作用更低。这些珍稀物种药物的使用，临床上不可取代。如牛黄、熊胆，以它们为原料形成的六神丸，可治疗咽炎、喉炎。片仔癀广泛应用于癌症病人的治疗。目前，动物药在医疗临床上还无可替代。

动物药的临床效果，经过了长期的临床实践证实，也得到了现代科学的验证。国家林业局野生动植物保护司有关负责人曾强调："熊胆作为中国独有的中医药宝藏，已入味 123 种中药，其独特的止痛消炎功效目前尚无其他药物可替代，且大量的患者需要依赖这些药物治疗。中国目前不会设定取消'养熊取胆汁'的时间表。"

能否用人工合成的方法来替代动物药？国家中药材生产质量管理规范起草专家组组长周荣汉教授说，中药绝大部分来自天然，天然药物不可能用一个单一的化学药物来取代。目前，人工麝香和人工牛黄等替代品，因在药效成分等方面的差异，仍不能完全替代动物药。人工合成的熊去氧胆酸，只是熊胆五大类成分之一——胆汁酸中的一个成分，不具有熊胆的多种功效，不能完全替代熊胆。

高学敏指出，人工合成的牛黄、麝香与天然的相比，成分上、疗效上和应用上存在很大差异。如果现在的天然物种当中，疗效清楚、结构清楚，走人工合成也是一条路。但是这个路非常遥远、非常困难。

保护利用如何平衡

目前，我国中药中动物药已经大幅度萎缩。中国中医科学院研究员周超凡教授说，只留下麝香、牛黄、熊胆等药性十分确定的几种动物药，天然动物药所占比例越来越少。

"动物药是我国中药发展的战略储备，一旦中断将直接威胁中医药的生存，危及众多重病患者的生命。"中国药用资源动物药专家李宜平强调。

一头养殖黑熊年取胆量可以使 220 头野外黑熊免遭杀害。高学敏说，黑熊养殖是一个非常成功的范例，采取活体体内无管引流胆汁的科学方法，由外科医生通过黑熊自体组织进行造瘘，形成封闭的引流口。只有当引流时，才将引流管插入引出胆汁，每天只引流 1~2 次，做到卫生、无痛。这么做，既保护了黑熊的物种，又解决了熊胆的药源，使含熊胆的 123 种中成药原料上得以继续，形成了产业链。

与此形成鲜明对比的是，人工养虎虽然获得了成功，但因为虎制品禁止贸易和药用，导致虎养殖没有形成一个完整的产业链，难以为继。高学敏说，当年治疗骨质疏松、风湿类风湿关节炎，这些以虎骨为原料的中成药优秀品种，现在基本停滞、没法延续了。如果每个珍稀物种都像老虎这样，慢慢中药也就萎缩了。

养虎和熊胆形成鲜明对照，不形成产业化，没有一个完整的措施，濒危物种的保护工作也难以有效支持下去。没有利用的单纯保护，反而起不到保护的作用。野生动植物保护和中医药传承发展是可以实现双赢的。

专家建议，应当从国家战略资源的角度出发，保护中药珍稀药用动物资源产业化发展。在实现传统中医药国际化发展的同时，规范产业化发展，确保珍稀药用动物资源的可持续。

王瑛认为，对于珍稀濒危药用资源，应该始终坚持"科学保护、合理利用、持续发展"的立场，在保护中利用，在利用中保护，统筹兼顾野生动物保护和中医药可持续发展。

活熊取胆不是杀鸡取卵

关于熊胆的争议，是人与自然如何和谐相处的问题。保护动物的态度，是在保护中利用，在利用中保护，没有利用就没有保护。

2012 年 2 月，福建归真堂先后两次开放养熊基地，试图消除公众对"活熊取胆"的质疑。从最初的动物保护组织"取缔活熊取胆这一残酷不安全的行业"的呼吁，演变到后来"熊取胆汁究竟痛不痛"的争论，究竟如何看待这场熊胆风波？

子非熊，焉知熊不痛？恻隐之心人皆有之。保护动物就是保护人类自己。人类利用动物的过程中，要减少动物痛苦，提高动物福利。应该说，从捕杀野生黑熊到人工养殖，改变过去掠夺式的发展模式，实现了熊与熊胆兼得，结束了药用熊胆进口的历史。从有管到无管引流熊胆汁，改善了动物福利，推动了养熊业的产业化、规范化、规模化，实现了可持续发展。这是一个值得肯定的进步，既保障了中医药用需求，又保护了野生黑熊与生态环境，实现了保护和利用野生资源上的双赢。

活熊取胆不是杀鸡取卵，应称之为养熊取胆汁。我国目前主要利用人工繁殖的第二、三代黑熊获取熊胆原料，符合《国际濒危动植物贸易公约》。同时，《黑熊养殖利用技术管理暂行规定》要求，养殖企业必须使用"无管引流"技术采集熊胆汁，成为建立养熊场的准入门槛。目前我国经批准的黑熊养殖企业 67 家，存栏数上万头。不可否认，个别地方仍有少数有管引流的黑熊，明显违反有关政策法规，属于坚决取缔之列。对此，不只是回应质疑，重要的是让养熊业更加规范，决不能漠视公众的道德底线。

熊胆粉的医疗作用不容置疑。熊胆是四大名贵动物药之一，有 2000 余年的入药历史，被称为"药中黄金"。现代医学证实，熊胆用于治疗肝胆、心脑血管病等疾病，疗效显著。熊胆化学成分有 5 大类上百种成分，到目前为止，其综合功效尚无法用其他药物替代。目前人工合成的熊去氧胆酸，只是胆酸类中的一种，作用不能等同于熊胆粉。值得强调的是，天然熊胆的存在，并不是否定合成人工的原因，相反应当鼓励开展研究，让天然熊胆早日退出历史舞台。

争论黑熊痛不痛，不能忘记人类痛不痛。新药临床试验前，小白鼠要先点头；生理病理解剖，要拿动物开刀。动物即使受到痛苦，为的是避免或者减少人类痛苦。熊胆粉目前已入味 123 种中药。市场有需求，患者要治病，如果真的取消养熊业，杀熊取胆难免会死灰复燃。有资料显示，养殖 1 头熊相当于保护 220 头野生熊。养熊取胆汁，并不鼓励滥用。熊胆粉的使用，严格限定治疗用药范围内。随着社会的发展，物种栖息地的丧失和破坏，动物物种濒危状况日益严重。动物药是我国中药发展的战略储备，一旦中断将直接危胁中医药的生存，危及众多重病患者的生命。为此，我国有关部门表示：中国目前不会设定取消"养熊取胆汁"的时间表。

熊胆风波的争议，不仅仅是个学术和技术问题，更是人与自然如何和谐相处的问题。保护动物的态度，是在保护中利用，在利用中保护，没有利用就没有保护。既要发展，也要保护，但是绝对不能走极端。绝对利用，环境破坏的后果就是人类消灭自己。保护动物离不开"以人为本"。保护动物，最终目的还是人类的长远发展。

养虎之"患"当依法化解

死老虎长期冻在冰箱里，成了"弃之无权，用之有罪"的"烫手山芋"。如此入不敷出，养虎成"患"，亟待在制度上予以纾解。

2016 年 4 月 26 日，十二届全国人大常委会第二十次会议举行分组会议，审议了野生动物保护法修订草案。老虎等重点保护野生动物是否可以进行商业利用，引发热议。

野生动物保护法施行 27 年来，仅于 2004 年对单项条款做过一次修改，内容严重滞后，被动物保护者、法律界人士诟病为"为利用而保护"。此次修法争议最大的，是繁育和利用问题。草案规定：可以通过调整国家重点保护野生动物名录，将养殖技术成熟稳定的一些人工种群移出该名录。有人认为，在立法目的中加入野生动物的利用，很容易使公众误解为保护是为了利用。如何在保护和利用之间取得平衡，考验立法者的智慧。

对于野生动物保护法来说，无疑以保护为首位。随着物种栖息地的丧失和破坏，动物物种濒危状况日益严重，保护野生动物刻不容缓。以昔日威风八面的老虎为例，如今已是濒危动物。据统计，全世界还剩下 3000 多只野生老虎，动物保护主义者警告说，野生老虎也许会在今后 20 年内灭绝。1993 年，我国野生虎已不足 100 只，国家有关部门发布《关于禁止犀牛角和虎骨贸易的通知》，取缔"虎骨的一切贸易活动"，禁止虎骨入药，在法律上杜绝了利用老虎进行商业开发的可能。

立法过程也是对社会价值重新排序的过程，需要根据现实适当调整。如今，我国人工养殖老虎数量约 4000 只，立法在保护野生动物的同时，不能无视养殖动物的存在。有人用"骑虎难下、放虎归山、养虎为患"三个成语，来形容目前人工养殖老虎的尴尬现状。每天老虎睁眼就吃肉，巨大的开销有点骑虎难下；野化训练之后的放虎归山还不大现实。死老虎长期冻在冰箱里，成了"弃之无权，用之有罪"的"烫手山芋"。如此入不敷出，养虎成"患"，死老虎难倒大活人的现状，亟待在制度上予以纾解。

养虎为"患"的尴尬，关键在于人工养虎虽然获得了成功，却没有解开保护和利用之间的难题。由于一刀切地禁止虎制品贸易和药用，导致虎养殖没有形成完整的产业链，难以为继。但环保主义者的担心有其道理，因为一旦放开"禁虎令"，活老虎的安全就有可能受到威胁。而另一方面，以虎骨为原料的中成药优秀品种，当年用以治疗骨质疏松、风湿类风湿关节炎的原料，现在基本无以为继。动物药是我国中药发展的战略储备，一旦中断将直接威胁中医药的生存。正因如此，才更需要立法者在保护和利用中斟酌损益、精细安排。

在保护中利用，在利用中保护。目前看来，一刀切不是最理想的办法，放得过宽也会带来问题。医药用于救命未尝不可，滥用则一定要严禁。理想的状态是：让自然死亡的老虎走中药材利用的渠道，故意伤害则启动司法程序。如果缺少合法渠道，将为盗猎者、走私者销售其非法来源的虎骨提供机会。法律上应该把野生虎和人工繁育虎分开，在有效的监督机制下，有限制地放开人工繁育虎的合理利用，使之走上有法可依的道路。

中医中药分不开

将中医中药人为地分开，其实是一种变相的"废医存药"，用所谓现代医学的方法来检验中药的有效性和安全性。

最近，一位中药专业博士生进行论文答辩。在 4 个小时中，他大谈岷当归、益母的分子特点，却根本不提"阴阳五行、气血津液、藏象经络、性味归经"等中医核心理论。这种把中医和中药分离的现象，引起中医界的普遍忧虑。

那么，中医和中药究竟能不能分开？中医经典认为，"药为医用，医因药存"，中医中药是一个整体。在辨证施治中，理、法、方、药相辅相成，共同构成辨证论治的全过程。中医中药这种整体性的根本特征，决定了两者不可分离。而割裂中医中药，有其深层次的原因。现实中，基础与临床分开，学中医的不认识中药，学中药的不懂中医。将中医中药人为地分开，其实是一种变相的"废医存药"，用所谓现代医学的方法来检验中药的有效性和安全性。

离开了中医的指导，中药的研发可能也会取得一些进步。但更多的时候，这样的中药科研会进入误区。中药一般是复方，而西药往往是单体。如果盲目照搬西医西药思路、方法、评价标准，对中药进行"科学阐释"，结果是中药越提越纯，却达不到临床应用效果。这是因为在很大程度上丧失了中药整体调节，综合治疗的优势。没有中医的介入，离开了中医专家望、闻、问、切的功夫，仅借助于仪器设备，无法完成任何一项中药的科研，只能是在一个死胡同里无限制地重复，导致中药的科研在整体上徘徊不前。

在中药的使用上，同样离不开中医的指导。众所周知，每一种中药及中成药都具有其固有的功能和主治，有一定的临床适应范围。应用时离不开中医的辨证施治。只有对患者疾病做出正确辨证后，才能合理安全地使用中药，并使其药效得到安全发挥，做到对症下药。

中药是凭着偏性来治病的，以偏纠偏。如果用之得当，正好纠正使平衡恢复，对身体无任何毒害；如果用之相反，不仅不能纠正还能使偏上加偏，平衡破坏得更厉害，那么就不是副作用，而是纯毒药了。中医传统上，就有"桂枝入口，阳盛则毙；承气入胃，阴盛则亡"。

然而，现今许多临床医师特别是西医在应用中成药时，缺乏对中医足够认识，或者是根本不懂得辨证，多是"望文生义"或"按病选药"，从而导致了药不对症。如感冒，中医分为风寒、风热。板蓝根是中医用来治疗风热感冒的，而对于风寒感冒不仅起不到治疗的作用，还会加剧病情。

中医药的发展，离不开中医中药的协调发展。中医是中药的理论基础，中药是中医的主要治疗手段。中医中药只有相互依存，才能相得益彰，造福人类。

第三章 传承篇

给民间中医一片天

GEIMINJIANZHONGYIYIPIANTIAN

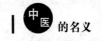

"国医大师"如何代有传人

> 评选"国医大师"的重要目的，就是推进中医药学术思想的继承和创新，做到代有传人，生生不息。

我国于 2009 年评选表彰了首届 30 名国医大师，他们当中年龄最大的 93 岁，年龄最小的 74 岁，从事中医临床或中药工作都在 55 年以上。由政府在全国范围内评选国家级中医大师，新中国成立以来尚属首次。

中医药是中华文化的瑰宝，为中华民族的繁衍昌盛做出了巨大贡献，扁鹊、张仲景、华佗、孙思邈、李时珍等一代代名医大家素为人们所景仰。此次评选表彰，我们在学习国医大师大医精诚的医德医风之余，感受更多的却是加强中医药人才队伍建设的迫切，大力营造名医辈出良好氛围的紧要。

发展中医药，人才是根本。近年来，我国中医药人才青黄不接，出现传承危机。中医药从业人员数量逐年下降，中医药在全国卫生服务体系中的份额不断减少。据不完全统计，我国西医从业人数约 550 万人，而中医只有 40 万人左右，比 20 世纪 50 年代减少了 20%。

评选"国医大师"的重要目的，就是推进中医药学术思想的继承和创新，做到代有传人，生生不息。而加强对"国医大师"成才规律和培养机制的研究和借鉴，有利于探索现代中医药人才培养的方法、途径，进一步探索建立和完善中医药人才激励机制，努力培养和造就一支德业双修的人才梯队。

医生可能是最无法速成的职业之一。此次评选的国医大师都年事已高，只有 19 位参加了表彰会。还有一位国医大师在表彰会召开之前就去世了。随着老一代中医纷纷故去，中医中药如何薪火相传？国医大师、广州中医药大学终身教授邓铁涛说，要继承和发展中医，就一定要培养"铁杆中医"——立足于深厚的中华文化基础上，既善于继承又勇于创新的人才。"铁杆中医"要从青年抓起，只有更多的年轻人热爱中医、学习中医、继承中医，去发掘中医药这一宝库，才能更好地造福中华民族乃至世界人民。

当然，除了国医大师的榜样力量和学术思想的传承，还需要为中医人才培养提供"沃土"。让扶持中医药发展的各项政策措施衔接配套起来，从制度上创造良好的氛围，"铁杆中医"们才不会有后顾之忧。在韩国，由于韩医的社会地位高，经济收入好，受人尊重，韩医也就成了年轻人竞相追逐的职业，想学韩医的比想学西医的还多。著名的庆熙大学韩医学院的录取率有时竟高达 170：1。

无论是国外还是国内，中医药事业目前都迎来了一个难得的发展机遇。世界卫生大会通过了《传统医药的决议》，传统医药的优势和作用得到越来越多的认可。最近，国务院出台了《关于扶持和促进中医药事业发展的若干意见》，为中医药事业在新世纪又好又快发展提供了坚实的制度保障。

中医药的人才培养，要趁势而上，把更多的优秀人才吸收到中医队伍里，才能培养造就新一代名医大家，推进中医药的传承和创新。

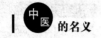

师承教育才是中医的根

尽快推动中医药院校教育改革，完善中医药师承教育制度，解救关进象牙塔的中医，让它植根于民间沃土。

最近，北京市级老中医、北京中医药大学东方医院庞鹤医生很高兴。北京海淀区 72 岁的刘老汉患糖尿病多年，脚上创面一直无法愈合，甚至被建议截肢。经庞鹤治疗，刘老汉脚上的创面慢慢结痂，病情逐渐好转。

近代以来，当西医第一把手术刀伸向中国患者的身体，中西医之间的竞赛已然开始。然而，近年来中医的生存却陷入尴尬：由于"从书本到书本"，中医经典无法应用到临床，中医药大学毕业生变成了"书本中医"。

读中医经典，只知其然；跟师学习，才知所以然。庞鹤师从中医名家刘渡舟，一味"五味子"让他终身难忘。有一次庞鹤为一位哮喘患者看病，几个医生辨症结果都一样。而刘渡舟说患者的手心发热，多加了一味主收敛的"五味子"。庞鹤由此感悟，临床知识不能只读书本，跟师学习才能学到真功夫。

中医适用师带徒的培养模式，也是传承中医药学术思想、经验和技术专长的有效方式。杰出的中医学家蒲辅周 15 岁随父学医，3 年独立应诊。北京双桥老太婆罗有名是家传，她不认字，但她的拨正疗法却解决了世界医学都为难的腰腿痛。

英国哲学家波兰尼创造了"个人知识"一词，而中医本身正是这种难以被西方学术言传的"个人知识"。从这种意义上讲，中医药学更适合手把手的言传身教。几千年来，正是这种以师带徒、师徒传承的人才培养模式，才造就出一大批医术精湛的中医名医。

然而，师带徒的培养模式目前却难以得到有关部门的认可。在现行的中医职称和执业资格制度之下，师承教育无法获得行医资格证书，这也成为中医教育难以跨越的门槛。日前出台的《中医药事业发展"十二五"规划》提出，继续开展全国老中医药专家学术经验继承工作，落实完善与临床医学专业学位授予相衔接的政策。借此东风，但愿中医迈出"脱困"的一大步。

被尊称为"中医司令"的吕炳奎曾发出"挽救中医，刻不容缓"的呐喊。当务之急，就是尽快推动中医药院校教育改革，完善中医药师承教育制度，解救关进象牙塔的中医，让它植根于民间沃土。

别让中医薪尽火不传

国内的中医高等院校被誉为中医人才的摇篮。然而，近年来中医教育却面临着西医化的命运。由于课程设置和考试关系，中医学生必须要过英语四六级，必须要修西医理论和理化知识，在校期间大部分时间在学西医，而中医经典反倒成了选修课。造成的结果是，中医学生的外文和计算机水平都很高，却读不懂《本草纲目》的《序》。没有通读过《黄帝内经》的中医大学生甚至硕士生、博士生大有人在。很多学生毕业后既不懂望、闻、问、切，也不会开方配药，名为中医，实为西医。这样的西化教育被自嘲为培养中医的"掘墓人"。

所谓的现代中医教育，实际上是模仿了现代医学教育，模糊了中医与西医的区别。多年来，中医高等教育只注重医学理论的传授，缺乏认知思维模式的转换。不少中医药大学生入学两三年后，依然不辨"阴阳"、不懂"五行"，较难接受中医学知识体系，进入不到应有的学习状态，甚至还有不同程度的"抵触"情绪，思想不稳固，到头来只能是弃"中"学"西"。

中医不同于西医。中医重整体，西医重局部；中医重平衡，西医重对抗。中医院校教育首要的，是建立起中医的思维体系。近代著名学者梁漱溟先生提出：中国传统文化，如儒家文化、道家文化、佛家文化，皆系人类文化之早熟品。中医的情况大抵亦如此。中医和西医文化背景不同，治疗理念迥异。西医的方法培养不出中医的思路。中医教育必须遵循中医人才的培养规律，植根于深厚的中华文化基础之上。

发展中医，人才是根本。近年来，我国中医人才青黄不接，出现传承危机。2009年，我国首次评选出30名国医大师，但大都年事已高。几年间，王绵之、方和谦、任继学、李玉奇、张镜人、裘沛然、强巴赤列、何任等8位国医大师相继去世，中医药如何薪火相传？

与"中国中医"命运形成鲜明对比的是，"美国中医"正在蓬勃发展。自美国成功进口中医针灸以来，中医针灸和中医气功开始普及，并加快中药的科研、审核和普及工作。目前，中医药已经传播到世界上160多个国家和地区。第六十二届世界卫生大会通过了《传统医学决议》，敦促成员国将传统医学纳入国家卫生服务体系。

国医大师邓铁涛曾自嘲，"我们是一代完人"——"完蛋的人"，人将死，薪尽火不传。反思改革中医的教育与传承，当是时也！

给民间中医一片天

　　　　倘若不能从源头上解决民间中医的合法从业、生存和传承问题，民间中医就失去了发展空间和活力。

2013 年春节前夕，名老中医李可去世了。他曾创造出许多起死回生的奇迹，彻底改变了外界对中医"慢郎中"的看法。面对濒临死亡的病人，他大量使用有"回阳救逆第一品"之称的中药——附子，经常开出数百克的剂量。他一生用去附子 5 吨，救治了数以千计的垂危病人。

像李可这样源自民间的中医，从草根变成名家，属于凤毛麟角。据中国社会科学院调查，在农村边远地区依然生存着至少 15 万名民间中医，他们长期处在有用、有益却"非法"的状态。

《执业医师法》像高悬的"达摩克利斯之剑"，制约着民间中医的发展，让民间中医处于"无证行医"的地下状态。《执业医师法》规定：参加执业医师资格考试或执业助理医师资格考试的人，首先必须具有医学专业本科、专科或中专学历。这些民间中医，虽然具有某一领域的专长，但由于年龄偏大、文化程度低，不要说考取执业医师证，连报考的资格都没有了。

近年来，卫生部门虽表态支持师带徒中医药传承方法，但规定为师者至少必须同时具备"执业医师资格"以及"副主任医师以上专业技术职务或从事临床工作15年以上"两项条件。按照现行师带徒规定，没有学历的民间中医，哪怕就是带了徒弟，徒弟也不能考执业资格，这样就几乎断了民间中医传承的路。

古人说："医无三世，不服其药。"《易经》云："无妄之药，不可试也。"中医方往往是几代人倾尽心力、甚至搭上性命的结晶，如六神丸、云南白药、跌打损伤丸、接骨丹等国家保密处方，都是来自民间。现代中医教育，起初完全是政府从民间遴选中医作为教师。首批30位国医大师，全部有民间中医经历，80%为师承或家传。国医大师陆广莘说："我是民间医生，也是乡村医生。"不可否认，民间中医队伍鱼龙混杂，但在传承中医精髓、保存中医特色、保障农村基层人民健康方面，民间中医发挥着不可代替的作用。

专家认为，保护和改善民间中医的生存环境，比挖掘、整理民间医药资源更加重要和紧迫。倘若不能从源头上解决民间中医的合法从业、生存和传承问题，民间中医就失去了生存空间和发展活力。随着时间的推移，中医绝技正在慢慢流失。再不抢救，再不重视，可能就无法挽回了。正如卫生部副部长、国家中医药管理局局长王国强所说："我们这些穿了皮鞋、坐了办公室的人，不要忘了民间。"

1954年，毛泽东指出："中药应当很好地保护与发展。我国的中药有几千年历史，是祖国极宝贵的财产，如果任其衰落下去，将是我们的罪过。"《中医药创新发展规划纲要（2006—2020年)》提出："对民族、民间医药传统知识和技术逐步开展系统的继承、整理和挖掘研究。"目前，《中医药法》已列入立法计划。人们希望《中医药法》能还民间中医一片天，将民间中医纳入依法行医的轨道，让他们名正言顺地行医问诊、救治众生。

民间中医是传承中医的重要力量。只有为他们提供宽松有序的发展环境，才能使更多的中医绝技薪火相传，促进中医药事业的繁荣与可持续发展。

给草根中医一席之地

降低民间中医执业门槛，不是保护落后，也不是给"伪中医"以可乘之机，而是保存民间濒临失传的中医药火种，兴废继绝。

浙江温州民间著名中医潘德孚于 2016 年 6 月去世。虽然他医术高超，却一直没有取得最低的执业助理中医师资格。根据《执业医师法》规定，他的诊所在其生前已被依法取缔。

潘德孚的经历，在民间中医里颇有代表性。自古以来，中医的传承方式主要是师傅带徒弟，口传身授。民间中医能够生存下来，大多是因为有一技之长。随着《执业医师法》的实施，当医生的门槛越来越高。民间中医虽然看得了病，却未必能考得上证，一纸执业证书挡住了他们的行医路。于是，有的被迫放弃行医，有的无奈流落海外，有的任由中医技法年久失传。国医大师邓铁涛曾痛心地说："中医几千年来的宝贝丢失

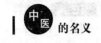

的太多了。"

中医是经验医学，大量的经典验方和独特技法至今仍藏在民间。民间中医的"草根"属性，正是其生命力之所在。已故国医大师朱良春说："脏腑如能语，医者面如土。"目前，许多疑难杂症无法治愈，事实上，既生斯疾，必有斯药。不少有特效的治病方法，深埋民间千百年，一旦整理发掘，往往会成为重大科技创新成果。以急性早幼粒细胞白血病为例，陈竺等科学家通过对中医宝库的发掘，开发全新疗法，其思路的源头恰恰来自民间。黑龙江一位中医用砒霜、轻粉（氯化亚汞）和蟾酥等治疗淋巴结核和癌症，随后，哈尔滨医科大学附属第一医院中医科张亭栋发现，合剂中只要有砒霜就有效，其他无治疗作用。后来的研究者最终捅破窗户纸，发现其治疗机理，让癌变细胞停止"疯长"，最终进入程序化凋亡，将不治之症变成可治之病。这一成就代表了该领域的世界最高研究水平，并成为国际公认标准疗法。

今天，中医教育以院校教育为主体，靠书本知识来传承，注重教材的现代化、语言的标准化，口传身授的中医师承体系日渐衰落。尽管有李可这样源自民间的中医从草根变成名家，但毕竟凤毛麟角。院校教育和师承教育是两种不同的培养模式，如同生长在不同土壤里的种子，用统一的应试标准来衡量其成败，不利于优秀中医人才脱颖而出。

拯救民间中医，必须解决"准入难"。按现行中医执业资格规定，接受师承教育很难获得行医资格证书。有关部门在中医发展策略上，应该坚持传统模式与现代模式并存，实行分类管理，专门设立传统中医师，以师承方式学习中医的，可以申请参加传统中医师资格考试，并取得相应的中医行医资质。同时，改革中医医疗执业人员资格准入、执业范围和执业管理制度，根据执业技能探索实行分类管理，对办中医诊所的人员依法实施备案制管理。

降低民间中医执业门槛，不是保护落后，也不是给"伪中医"以可乘之机，而是保存民间濒临失传的中医药种子，兴废继绝。据不完全统计，在农村边远地区，至少有15万名民间中医，其中不少人年事已高，如果再不进行抢救性保护，民间中医将薪火难续。期盼给民间中医一席之地，让中医瑰宝更好地造福人类。

中医偏方灵不灵

1. 流传于民间的偏方，偏离于中医主流之外。由于缺乏足够重视，慢慢不为人所知，甚至失传。

甘肃省卫生厅厅长刘维忠有一套全新的医改思路：用尽可能少的费用维护群众健康，走中医特色的医改之路。他曾在全省推广中医偏方、验方，最为著名的就是"猪蹄汤"，并因此被称为"猪蹄厅长"。

刘维忠说，猪蹄汤既是家常菜，也是治病的良药。2011年，有名甘肃画家突发脑溢血，昏迷不醒，省领导给刘维忠打电话，要求全力抢救。老中医开了安宫牛黄汤，又同时给患者通过胃管灌了猪蹄汤，很快解除了病危。

17岁小女孩苏凤雷的脚在舟曲泥石流中压了十几个小时，脚上肉全烂掉了，踝关节周围的皮肤、肌肉环形撕脱，神经血管均损坏严重，骨头已经发黑。西医专家决定截肢，老中医主张保脚，开了内服外用的中药，喝猪蹄汤，喝黄芪水。24小时后，脚上的干肉开始渗血了。48小时后，西医专家会诊说，90%的可能是不用截肢了，因为开始长肉芽了。后经取皮移植，3个月后病愈出院。

记者见到了正在兰州读高中的苏凤雷，从她走路的样子，已经看不出曾经受过伤，尽管还不能像其他同学一样上体育课。她告诉记者，她长大要学中医。

一般来说，中医有五方：经方、偏方、单方、验方、时方。经方、验方是由历代著名医学大师在治病过程中总结出来的处方用药，是医生在辨证诊治理论指导下而运用的处方，偏方、单方则是民间流传而缺乏理论指导的处方。时方与经方相对，汉代以前的方剂称为经方，而汉代张仲景以后医家创制的方剂为时方。验方与偏方类似，一般是民间的方子，不是古代医书上的流传方，但验方是在临床反复使用证明有效的方剂。

流传于民间的中医偏方、验方，偏离于中医主流之外。中日友好医院中医内科首席专家晁恩祥从医50年。在他的从医经历中，就没用过民间的偏方、验方。一些三级中医院的医生也表示，他们基本不用民间的偏方和验方。

中医偏方、验方由于缺乏足够的重视，慢慢不为人所知，甚至失传。在井冈山偏僻山区，有一农妇用草药研粉内服避孕，效果很好，特别神奇的是，服用她所配制的避孕药后，如果又想生育，农妇尚有一味解药，服后可恢复生育功能。这位农妇的避孕药，既很灵验，又无毒副作用。国医大师朱良春感叹说，可惜她的验方秘不外传，农妇与偏方老死山林，回归自然了!类似者，不胜枚举。

2. 民间偏方就地取材，不仅花钱少，还能解决西医无法解决的问题。但是，中医偏方要想发挥更大作用，还需要政府扶。

贾先生因吃海鲜出现皮肤过敏，浑身瘙痒难忍。在西医院经过一段时间的治疗，丝毫没有减轻。朋友找来一个偏方：绿豆和甘草分别煎水，煎好后将两者混起来喝。说来也奇怪，一晚上连着喝了好几杯，上了几趟卫生间。天亮时，皮肤上的红肿消退大半。再喝了两天，贾先生的皮肤病就痊愈了。

类似的灵验偏方还有很多。例如，饭团、艾叶捣烂，用火烧焦泡水吃，治小儿呕吐和腹泻；艾叶、葱白捣烂，用白酒炒热敷脐上，治腹泻腹痛……甘肃省敦煌市卫生局中医科王多祥介绍说，民间偏方就地取材，不仅花钱少，还能解决西医无法解决的问题。

中医验方看起来简便，但往往有特殊的功效。2010 年夏天，舟曲泥石流发生后，天气炎热，救灾初期停水停电，饮用水都成了问题，更谈不上洗澡。救灾的解放军战士和当地群众烂裆、烂皮肤。甘肃省著名中医、兰州大学第一医院刘东汉教授开了一个方子：黄柏加苍术，就两味药，用大铁锅煮，将药汁分给患者，请他们直接涂抹于患处，然后撒上滑石粉，仅用 3~4 天就有效解决了这一问题。而刘东汉教授所献处方已被中国军事博物馆收藏，作为永久展览之用。

据统计，舟曲泥石流时，治疗抑郁症、皮肤湿疹、感冒、腹泻的中药，每人份平均两毛钱，每人总共治疗费用不足 1 元钱。

中医药事业国情调研组执行组长陈其广说，一般来说，中医验方价格都比较低廉，使用者不能获得相应的经济收益，可能成为提高收入的障碍。在目前的医疗体制下，简、便、验、廉的中医验方可能会因收益不佳，而被弃之不用。中医验方、偏方要想发挥更大作用，政府必须给予扶持，尤其是将其纳入医保报销范围。

在甘肃省武威市凉州区黄羊卫生院，楼道里挂满了各类食疗偏方，"加上苦瓜与南瓜，红薯山药亦逞强"；"若要不失眠，煮粥添白莲"……在二楼的住院病房，记者见到了66岁的大墩村柯文秀老人，她患有严重的类风湿病，手背肿得像面包，指压就会陷出一个深坑，双手抬不起来洗脸，更别说是梳梳头发。除了推拿扎针灸外，中医师邱国红为她用上中医验方。这是种间接的药物疗法，先将乌蛇、透骨草等多味中草药研成药末，放在黄色布袋中，微波炉加热7~8分钟，隔着毛巾放在膝关节处热敷，感觉不热就去加热，每次保持1小时以上。柯文秀老人想不到，连着用5天，她的双臂已经运用自如。做一次只需要7元，全部纳入报销范围。在甘肃省，这样的中医适宜技术100%可以报销。

3. 无论是中医偏方还是验方，首先看它是否合乎医理，是否符合君、臣、佐、使的用药规则，其次看它的适用范围。

"一个乌梅二个枣，七枚杏仁同碎捣。男酒女醋食下之，不害心痛直到老。""一片萝卜三片梨，七枚红枣一块姜，藕节三个一齐炖，此是咳嗽立止方。"晁恩祥说，《内经》将处方用药的基本结构形式概括为君、臣、佐、使。君药是在处方中发挥主要治疗作用的药，臣药是协助君药发挥治疗作用。无论是中医偏方还是验方，首先看它是否合乎医理，是否符合君、臣、佐、使的中医用药规则，其次看它的适用范围。

人们经常说，偏方治大病。这是因为偏方中可能蕴含着现代医学所不能认识到的作用机理。近现代中国中医学家张锡纯认为，中医讲辨证施治，强调因时因地因人给予不同的方药。同一临床表现，人不同，地不同，时不同，治疗方法也不同。他说，经方极可贵，时方有妙用，验方治专病，秘方治顽症，偏方治大病。

陈其广认为，西药是大样本，在空间上校验共性；而中药是小样本，在时间上检验个性。小样本和大样本统计，二者没有可比性。中医验方的有效性不能用西药的标准来评价，其安全性和有效性，主要通过时间来检验。

陈其广不无担忧地说，中医验方尽管有疗效，但只限于民间流传个人试用。如果要推广的话，资金市场都是迈不过去的坎。即使是开发成院内制剂的话，光是药理、毒理实验做下来，就需要 30 万~50 万元。如此下去，中医验方可能永远没有出头之日。

中医偏方、验方不受重视，主要和我国执业医师制度和药品管理法有关。陈其广分析说，中医偏方验方多来自民间，公立中医院的医生有严格执业医师的操作规范，他们所开的药品要符合药品法的规定。而掌握中医验方偏方的民间医生，因为没有执业医师执照，要用偏方验方为患者治病，属于无照行医或者非法行医。在相关政策的制约下，民间中医日渐萎缩，从业人员越来越少，偏方和验方应用空间越来越小，逐渐将不为人所知。

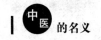

中医偏方待发掘

　　民间偏方如同散落的珍珠，如何将这些散落的
"珍珠"串起来，是中医继承与发展的一个紧迫课题。

　　1. 中医偏方大多流传在民间，未能得到整理收集。对待有一技之长的民间中医要动之以情、晓以大义，对其所献验方应予以保护、加以推广。

　　中医骨伤科是甘肃省兰州市城关区团结新村社区卫生中心的特色科室，这里的患者络绎不绝。

　　66 岁居民杜秀莲关节肿痛，上下楼都抬不起腿。接诊的郭景仲医生是洛阳郭氏正骨在甘肃的第三代传人。郭医生将大黄、菟丝等 8 种药物研成粉末，用蜂蜜调好，名为"二消散"，涂到患处，用绷带一扎，5 天换一次药。换了 3 次药，杜秀莲感觉可以上下楼，关节不疼了。

　　像"二消散"这样的中医验方，大多来自民间传承。民间偏方如同散落的珍珠，如何将这些散落的"珍珠"串起来，是中医继承与发展的一个紧迫课题。

　　甘肃省卫生厅厅长刘维忠说，中医药的单方、秘方、验方和医疗技术，是数千年来广大人民群众与疾病斗争的经验积累，是祖国医学的珍宝和财富，其中很大部分流传和保存在民间。甘肃省组织开展"杏林觅宝"活动，以便深入发掘中医古籍、古方、民间单方验方，提高中医药临床疗效。

玉米须降糖，芹菜水降压……搜集这些偏方、验方究竟有多大价值？国医大师朱良春说：许多好的特效药，好的辨证识病方法，深埋千百年，未能被发掘。古人说，脏腑如能语，医者面如土。当前许多疑难杂证，无法治愈。事实上，既生斯疾，必有斯药。

甘肃省要求，各市县收集整理民间验方，每市县出一分册。最后由省中医药研究院等单位，组织专家进行审核，卫生厅统一组织出版 100 册民间单验方集。

地处青藏高原和西秦岭交错地带的宕昌县，境内出产常用中药材 692 种，被称为"千年药乡"。全县 63 名老中医慷慨献验方 216 个，经筛选、评定，保留有效验方 201 个。甘肃民勤县"人居长城之外，文在诸夏之先"，创立了不少行之有效的土、单、验方，共征到 2000 个方子。

中医药事业国情调研组执行组长陈其广教授介绍说，在 20 世纪五六十年代，我国曾组织过献方运动，但没有得到相应的重视，至今仍然是束之高阁。如今，民间验方多是无偿奉献。即使是开发利用，也会产生知识产权、利益分配等多方面纠纷。不解决好这些问题，有价值的偏方和验方就无法公之于众，也就谈不上发掘、完善和开发利用。

朱良春与民间医生交友恳谈，挖掘整理了季德胜治蛇伤、陈照治瘰疬、成云龙治肺脓疡的经验，获得两项部级、一项省级科技成果，朱良春认为，对待有一技之长的民间中医要动之以情、晓以大义，对其所献验方应予以保护、加以推广。

对于当代中医的实践经验，政府已采取措施继承整理，且成效显著。但散落在民间的验方则正逐渐消失，实为可惜。

"刘厅长，有没有治愈因酒精过敏引起的荨麻疹的土方？

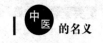

我最近被荨麻疹困扰，半夜奇痒无比，前胸后背整片痒。"一位网友在微博上向刘维忠求助。

刘维忠回复："荨麻疹可用桃树叶煮水洗试试，或蚕沙煮水洗。"

刘维忠的微博有不少中医验方。比如苦瓜治疗咽炎验方、芹菜水治疗高血压验方、栀子加蛋清消肿消炎、鸡蛋加白矾面治疗拉肚子、白胡椒加白萝卜治疗癫痫验方等。他说，这些验方多是名老中医的方子，不少是搜集整理上来的。

刘维忠倡导把开微博作为传播中医的新形式。2011 年 7 月，甘肃卫生厅规定，1000 名中医必须在两大门户网站开微博，由其徒弟维护，每人每年咨询不少于 100 人次。

陈其广认为，中医验方还包括一些民族医药，但由于民族地区交通、信息不够发达，多数验方还不为人所知，传承起来比较困难。因此，对于民间验方的发掘整理，也要重视民族医药，加强不同民族医药之间的交流和沟通。

2. 朱良春认为，对于当代中医的实践经验，政府已采取措施继承整理，且成效显著。但散落在民间的验方则正逐渐消失，实为可惜。

陈其广说，中医验方的传承面临很多问题。受到目前行医资格的限制，掌握验方但不具备行医资格的人无法使用。验方多是经验性的，很难大范围推广。

刘维忠认为，中医药偏方和验方的传承和推广需要政策扶持。为此，甘肃省提出了基层中医药服务网络的三个"全覆盖"：向乡镇全覆盖、向社区全覆盖、向村组全覆盖。同时，患者看病用中医还能享受报销政策的优惠。城镇医保中对中医医院起付线降低一个档次，报销比例提高 10%，在新农合中对县级以上医疗机构的中医药服务报销比例提高 20%，起付线降低 30%。

在特殊政策的支持下，一些濒临失传的民间验方、技法派上用场，重回临床，患者受益。

"没中医会诊制度以前，中医根本不能参与西医科室患者的治疗。而现在，每一个中医科大夫都要负责相应的西医科室患者的查房和会诊。中医科大夫根据实际情况建议患者接受中医治疗。"甘肃省第二人民医院中医药管理科主任王世彪说。

今年 52 岁的卫兴泰是兰州铁路局的一名退休职工，因腿部并发局部感染曾两度住院。2010 年时，他单腿局部感染住院治疗了 20 天，换了 3 种抗生素才控制住。中医科主任吴华参与会诊，用中药验方调理，使感染面积近 50% 的双腿仅 6 天便得到控制。卫兴泰告诉记者："从那以后我被吴大夫拿住了，现在治病离了他可不行。"

3. 保护好传统的中医验方，出路在于立法。国家应尽早制定出台《中医药法》，保护中医药事业的健康发展。

在武威市凉州区中医院，艾烟缭绕、火光点点，这些中医传统疗法在大医院难得一见。

以鲜姜片为底座，置于患者百会穴上，然后将直径 5 厘米、高 4 厘米塔形艾炷放在姜片上点燃，艾烟弥漫，燃尽为度，此方法用来治疗三叉神经痛、眩晕等。

用中药膏涂在膝关节上，上面盖一块毛巾，用针管在毛巾上注射酒精，然后用火点燃。顿时烈焰飞腾，燃起的火苗有半米高。操作的护士等燃尽酒精，还要多次点燃。她会询问患者的感觉，不会烧伤患者。凉州区中医院院长曹生有介绍，这种疗法被称为"火龙灸"，用来治疗风湿性关节炎。通过加热，能够促进皮肤对中药的吸收，提高疗效。他说，一些偏方、验方和中医技法经过开发，疗效持久巩固，受到患者的好评和认可。

甘肃省在每个乡镇卫生院推广10项、每个村卫生室推广4项以上的中医药适宜技术，配备了必要中医药诊疗设备，逐步提高基层中医药的服务能力。

中医验方所固有的一些独特的炮制技术，不适合现代工艺大面积推广。陈其广说，中医验方价格比较低廉，使用者不能获得相应的经济收益，可能成为提高收入的障碍。在医疗过度市场化的环境下，中医验方可能会因收益不佳而被弃之不用。

中药验方开发最知名的莫过于青蒿素。东晋葛洪记载在《肘后方》中的治疗疟疾验方，经历了1700多年，中国中医科学院的屠呦呦等学者才最终开发成功。而要想把验方开发药物，需要一大批科研人员的长期艰苦努力。

"复方续断接骨丸"是根据著名的"双桥老太太"正骨大师罗有明的处方研制而成。罗有明曾为一名著名舞蹈演员治好了骨伤，这位演员不慎摔伤造成半身瘫痪。在罗有明的治疗下，奇迹般恢复了健康。这位舞蹈演员筹款几千万元对罗有明的处方进行临床研制，"复方续断接骨丸"终于诞生。但是因为推广不力，销路并不好。

令陈其广担心的是，有价值的中医验方正引起国外药企的关注。他们纷纷在国内建立研发中心，搜集整理传统的中医验方，通过现代手段研发，无偿地获取，并转化为独立的知识产权，挤压我国传统医药的生存空间。

保护好传统的中医验方，出路在于立法。陈其广认为，原先的中医执业医师分为中医师、中西医结合医师、民族医师，在此基础上，应增加一类"传统中医"，鼓励中医师使用传统的中医药技法。同时对应地设立传统中药师，让中药制作技法得以传承、发扬光大。

刘维忠认为，发展中医药的保障措施、法律责任等方面不甚明确，《中医药条例》起不到应有的约束作用。中医药机构财政补偿机制、中医执业医师的执业范围等一系列问题没有明确规定，影响中医药事业的健康发展。他建议，国家尽早制定出台《中医药法》，保护中医药事业的健康发展。

师带徒，出名医

2014年10月，第二届"国医大师"人选正式公布，中医药人才传承再次成为热点话题。在现行院校教育体制的背景下，中医药人才培养面临严峻挑战，并日益成为影响中医药事业健康发展的瓶颈之一。如何建立符合中医药人才成长规律的教育体系，让中医药界新人辈出，也让中医药更好地造福民众？

师承教育不可取代

中医药人才成长，必须坚持走"读书、从师、临证、再读书、再从师、再临证"的途径。

2014年6月底，中日友好医院中医师冯世纶的一位特殊

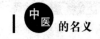

的弟子学习期满。他是 56 岁的田雨河，山西省孝义市中医院副院长、主任医生、硕士生导师。每次出门诊，排队挂号的病人都有 50~60 人，在一家县级中医院，能熬到这个份上，已经相当不容易。用当地人的话说，"看病的本事够他花了"。但田雨河认为，看了这么多年病，感觉现在才刚入门。

机缘巧合，有一次，国家卫计委副主任、国家中医药管理局局长王国强来孝义考察，帮助田雨河联系到了冯世纶。冯世纶接纳他成为自己的一名弟子。2013 年 11 月，田雨河来京跟师学习。排队打饭，跟师出诊、抄方、写感悟，和年轻人相比一样也不落，学习比他们还认真。跟师结束，冯世纶给田雨河的评价是"登堂入室"。

师承教育，俗话说是"师带徒"。"师带徒"是培养造就中医药人才的有效模式，是继承发展中医药学术的最佳方法。

中医院校教育为何取代不了传统的师承教育模式？因为师承教育是以"个性化"为特征，院校教育以"标准化"为特征。师承教育主要强调临证技能、技艺训练，而院校教育则主要解决学术与知识的大量积累，两者各有侧重。国家中医药管理局负责人指出，中医药学的特点和中医药人才成长规律的特殊性，决定了师承教育在中医药人才培养中具有至关重要的作用。中医药人才成长，必须坚持走"读书、从师、临证、再读书、再从师、再临证"的途径。

第三批国家级中医继承工作导师、名老中医毕庚年的学术继续人窦剑，如今已是河北医大三院的副院长。他说，通过跟师学习，真正懂得了中医应该怎样给病人看病，中医书应该怎么读。跟老师学到的不仅是一个个方子，更重要的是独到的经验和思路。

河北省中医药管理局局长段云波说，优秀中医临床人才培养要遵循中医药人才成长规律，夯实理论基础、坚持临床实践，而跟随中医大家学习研修、博采众长，更是成才路上不可或缺的重要环节。

"师带徒"离不开"名医"

师承教育，让老中医药专家的学术思想与实践经验得到了总结、提炼和继承，甚至得到了抢救性挖掘。

李士懋是第二届"国医大师"，河北省首位"国医大师"，全国第二、三、四批老中医药专家学术经验继承工作指导老师。每次出门诊之后，当晚他就组织弟子点评处方，直到弄清弄懂。他创造出师承带教"六结合"：激发兴趣与关爱徒弟相结合、系统讲授与随时讲解相结合、口传笔授与执手施教相结合、长期培养与分段实施相结合、师徒互动与徒弟互学相结合、临床实践与总结研究相结合。

名师出高徒，传统的师带徒培养模式离不开名医。全国中医药师承教育开展以来，2875名老中医药专家指导4716名继承人，其中790名老中医药专家建立了全国名老中医药专家传承工作室。30名首批国医大师中有26人多批次担任中医药师承教育指导老师，朱良春、李辅仁、张琪、张学文、周仲瑛、苏荣扎布、唐由之等国医大师均届耄耋之年，但目前仍坚持担任第五批师承工作指导老师；程莘农、陈可冀、张伯礼、石学敏等两院院士先后担任过师承工作指导老师。

师承教育，让老专家的学术思想与实践经验得到了总结、提炼和继承，甚至得到了抢救性挖掘。比如，元寸灸，胜艾灸之所胜，达艾灸之所不及。通过师承，一种近乎失传的灸法在孝义市中医院得到推广应用。它是将30多种中药制成灸条，用打火机点燃，在虎口附近的合谷穴灸疗，方便好用，对"重症肌无力""糖尿病神经损害"有神奇疗效。

中药炮制技术的传承，主要依靠师徒一代一代的口传心授。国家级非物质文化遗产龟龄集制作技艺的传承人杨巨奎认为，选徒最重要。龟龄集疗效显著，炮制方法更是奥妙无穷。制备工艺有煮、薰、爆、土埋、露夜等81道工序。83岁的杨巨奎将选徒总结为"人必精、心必诚、事必勤、断必果"。他说，师傅领进门，修行在个人。人必精，人是首要因素，既能掌握传统技艺，又要融汇现代科学技术。

为草根中医打开大门

专家建议将中医师承纳入国家正规教育，丰富中医药人才培养方式和途径。

山西平遥古城闻名遐迩，比古城墙更久远的是道虎壁王氏妇科。它起源于金、元时期，已有800余年历史。82岁的王培章老人满头银发，他是王氏妇科第二十七代、傅山女科第九代传人，国家级非物质文化遗产项目代表性传承人。

从王培章老人的父亲开始，王氏妇科打破传男不传女的规矩，传媳妇也传闺女。二女儿王轶芳跟父亲学医，学习中医技法的妙中之妙、巧中之巧。老人现在带着7个徒弟，其中5个是孙辈的。3年后，他的孙辈就能参加执业医师资格考试。

国家中医药管理局有关负责人说，目前师承教育主要有两个层次。一是通过师承教育的方式，按照执业医师法的有关规定参加执业医师资格考试，取得执业资格。二是通过老中医药专家学术经验继承工作，继承老中医药专家的学术经验和技术专长，培养高层次中医药人才。

　　长期以来，民间中医药处于一种尴尬境地。《执业医师法》规定：参加执业医师资格考试或执业助理医师资格考试的人，首先必须具有医学专业本科、专科或中专学历。这些民间中医，虽然具有某一领域的专长，但由于年龄偏大、文化程度低，连报考的资格都没有了。师承教育能否为他们行医打开方便之门？

　　沿着盐湖一路前行，在中条山脚下，坐落着一所民办的小型医院——运城市中医肿瘤医院。69 岁的院长崔扣狮擅长治疗肿瘤。虽然他的医院在偏僻的小山村，来的都是全国各地的患者。让他欣喜的是，45 岁的长子崔旭辉跟他行医 10 多年，最近拿到行医资格证。三儿子的师承关系合同经过公证，迈出师承学医的第一步。

　　山西省中医药管理局局长张波说，已对民间中医药人员开辟了准入渠道，通过师承和确有专长人员医师资格考核，经认定后可在一定范围内合法执业，让民间中医有用武之地。

　　由于种种原因，中医师承一直未能纳入国家正规教育，致使学徒质量参差不齐，前途命运各异。专家建议，应将中医师承纳入国家正规教育，制订师承教育标准和相关政策措施，探索不同层次、不同类型的师承教育模式，丰富中医药人才培养方式和途径。

不能培养"书本中医"

变标准化为个性化

打破同一尺度、同一规格培养人才的现状，体现以人为本、因材施教，保护个性与灵性。

一样的教材，一样的老师，培养的学生千人一面——近年来，中医院校教育同质化现象，引起了中医界的忧虑。

山西中医学院校长周然说，中医的精髓是什么？是中医理论，是中医认识生命、防治疾病、增进健康的独特思维方法。当前，中医院校开设中医理论课程，使用全国统编教材，效果并不理想。究其原因，中医理论体系具有鲜明的开放性特征，适合开放式教学，程式化的教材体例限制了学生的领悟与思考。

山西中医学院傅山学院副院长高建忠认为，对于医学流派纷呈的中医学来讲，教材的统一，意味着缺少学术上的个性；考试的统一，意味着在一定程度上扼杀学习者的灵性。对于中医的传承者和发扬者来说，个性与灵性是极其重要的。

周然分析，中医院校现有的课程结构和知识体系存在许多弊端，需要整体优化。按照"厚的要薄、繁的要简、生涩的要顺畅、难懂的要明了"的思路，采用"先破后立"的加减法，重构知识体系，不再保留每门课程的相对完整，而是强化知识点间的相互联系。

"知识可以整齐划一，智慧绝对是各具灵性。"高建忠说，中医药高等学府应该创造适合中医大师成长和发展的环境，让每一位中医大师去影响一批又一批的中医学子，让这些学子在中医大师身上，不仅学习到知识，还学习到智慧。

山西中医临床学院与附属医院实行院系合一，师资相对充裕，实施本科生导师制，确立了符合医学教育规律的"早临床、多临床、反复临床"的具体措施，打破了传统的中医教育同一尺度、同一规格培养人才的现状，使得中医教育体现以人为本、因材施教，适应学生个人发展需要，满足社会发展需求。

该院本科生导师制实行双向选择。学校根据导师的任职条件和要求，经严格考核，把优秀的导师推荐给学生；学生根据自己的兴趣特点和专业要求选择导师。导师在全面了解学生情况后确立师生关系。

山西中医学院把学生从课堂和教材中解放出来，变标准化为个性化，让他们更多地研读经典，更早地接触临床。南京中医药大学曾在一次硕士研究生复试中，综合评价后放弃了本校生，选择了山西中医学院的学生。

用中华文化"固本培元"

中医学生只有接受传统文化熏陶洗礼，才能成为真中医、大中医。防止中医西化，根本在于确立中医思维。

加拿大学者胡碧玲在中国学习中医 20 多年。胡碧玲是在西方教育制度下成长的，在中国的院校里获得了博士学位，然而，她从自己学习中医的经验中感悟到：中医应该有自己的教育方式，而不应照搬西方的教育体系。

不少中医药大学毕业生感觉没学会看病，不敢去给病人把脉，只好当了医药代表。有人甚至把中医药大学戏称为"医药代表大学"。西化的中医教育，培养不出会看病的中医，他们最终成了"中医的掘墓人"。

北京中医药大学校长徐安龙曾在国外留学工作 10 年。他说，德国慕尼黑理工大学学者发明了一套既符合中医经典理论、又能研究中医疗效的统计分析方法。如果我国中医研究再不坚守祖先的宝贵经典，不围绕中医临床自身特色，一味照搬西医的临床研究，很可能被西方学者甩在后面，甚至导致中医药研究要向西方取经。

徐安龙认为，中医药高等教育的传承创新，应该是"更加经典、更加现代"。更加经典，是回归经典的本源，发掘传承，培养真正的中医药人才，使中医药文化经典植根于师生的思想，传承中医的哲学观点，建立中医的思维模式。更加现代，是勇于接受来自世界各地的新技术和新方法，不能墨守成规、固步自封，要借助现代科技推动中医药事业的发展。

周然说，"一把草药一根针"的时代已经过去，新一代中医肩负的使命是让中医在当今世界科技进步的洪流中"长袖善舞"。

高建忠说，中医院校培养的中医学生是否合格，从专业角度分析，主要看学生是否学到了中医思维。评判一名医生是不是中医，也主要看其是否用中医思维诊疗疾病。防止中医西化，最根本的问题是确立中医思维。

周然说，中医院校培养不出真中医，从根本上讲是教育目的出了问题。中医院校一直充当着"代工"的角色，长期在按西医主导的医疗服务模式培养学生，这些学生毕业后又按西医规定的临床科研套路从事工作。在这样的导向下，其结果只会是中医西化，离国家发展中医教育事业的初衷越来越远。所以，办什么样的教育、培养什么样的人才，这是中医院校需要认真反思的问题。

从 2010 年到 2012 年，山西中医学院在中医、中西医结合、针灸推拿三个临床专业陆续开设教改实验班。2013 年，在实验班的基础上组建了傅山学院。明末清初山西名医傅山，既是中医大家，又是文化大师。周然说，傅山学院作为教学改革试验田，就是希望学生以傅山为镜鉴，用中华文化、中医文化和三晋文化"固本培元"。中医院校要为中医事业培养新一代铁杆中医人才。中医人只有接受传统文化熏陶洗礼，才能成为真中医、大中医。

中医教育不能"纸上谈兵"

"书本中医"一上临床，脑子里只有"银翘散"。教材越编越厚，有用的内容却越来越少，基础和临床严重脱节。

不少学艺未精的学生，把中医开方等同于"银翘散"，出手就是加减"银翘散"。因为中医药大学教的首先是银翘散，也必考银翘散，"书本中医"一上临床，慌了手脚，脑子里也只有"银翘散"。

一些中医药大学在全国的生源都很好，特别是国医班的学生，高考分数都可以上清华北大。然而，他们入学后对中医的信心非但没有增强，反而是下降了。徐安龙分析，这说明学校教育没有让他们感受到中医的宝贵与特色所在，很多学生对中医经典掌握得不够，基本功薄弱。院校教育没有很快让他们树立临床治疗的信心。

徐安龙认为，作为中医，如果没有足够多的临床实践，不管有多少经典理论和知识，也只能纸上谈兵，再优秀的中医学生也很难成长为大医。他拜访了路志正、陆广莘、邓铁涛、郭子光等多位国医大师。国医大师们建议：一定要尽快让学生们看到中医的疗效，让他们尽快成为能用中医思维看病、兼具现代医学基本知识的医生。

徐安龙认为，我国开展中医院校教育只有短短 60 年，自身存在不完善的地方，如传授知识的方式、教师能力水平、教材的编写等多个环节出现问题。在课程设置上，基础和临床严重脱节。在教材编写上，教材越编越厚，有用的内容却越来越少。

周然认为，依托院校这个平台，做好师承这篇文章，关键在于教育资源的合理配置和有效利用。对优秀本科学生实施特别培养和精英教育，为中医教育改革提供成功经验和有益借鉴，目标是办一流中医教育，培育铁杆中医人才。

在博山学院，每个学生都有两位导师，一位是学校的名师，一位是医院的名医，理论学习"拜名师"，临床实践"拜名医"，按中医药人才成长规律办中医药高等教育。周然建议，让学生从寻常课堂迈向经典殿堂，从小小诊室踏上师承之路。中医人只有练好看家本领，才能说好中医话、干好中医事。

从去年开始至今，北京中医药大学大力提倡"人心向学，传承创新"的办学思路，直面当今中医药人才培养中存在的问题，上下群力，出台相关改革措施，希望通过改革建立起培养中医大医的真正摇篮。

徐安龙说，要按照中医药人才成长规律的方法培养人，把师承教育的精华融入院校教育体系中，培养既能传承经典、又能与时俱进的中医临床人才。

期待老百姓家门口的名中医

要避免社区医生拜名医流于形式、走了过场，重要的是建立社区中医服务项目的合理补偿机制，激发社区医生爱中医、学中医、用中医的积极性，学以致用，不断地提高社区医生临床诊疗水平和技术。

从 2012 年起，北京市二级以上医院中医专家每人至少要收一名社区医生为徒，过去中医老专家只带大医院中医医生的格局将彻底改变。中医专家招收社区医生为徒，不仅让传统中医得以传承，还让老百姓在家门口看上中医，一举两得何乐而不为呢？

中医药拥有坚实的群众基础，民众喜欢、信任、选择中医药。据《中医药民众认知度调查报告》显示：90%的民众表示关注中医药发展，88%的民众有过中医药接触经历，53%的民众看病考虑首选中医药或中西医结合治疗方法。但近年来，老百姓反映看中医难，特别是看好中医更难。原因在于，中医人才青黄不接，出现人才断档。传承中医成为当下中医药发展最为紧迫的任务。

中医专家招收社区医生为徒是好事，但也面临着现实问题。首先是中医专家愿意不愿意收社区医生为徒。此次规定：一个中医专家要带至少一名社区医生。尽管北京市已完成对近 2000 名社区全科医生的培训，要求熟练掌握望、闻、问、切的基本中医技能，但这些全科医生能否达到收徒的标准？中医专家是否有师带徒的积极性？这些都需要制定一整套的制度来完善和规范。

对于多数社区医生来说，能拜中医名家为师是件求之不得的事。目前，北京市 323 家社区卫生服务中心均已设立中医科，2484 家社区卫生服务站均能提供中医诊疗服务，但针灸、拔罐、推拿这些中医诊疗项目，多数面临亏损，甚至赔本都赚不到吆喝，这就造成社区医生学中医动力不足。要避免社区医生拜名医流于形式、走了过场，重要的是建立社区中医服务项目的合理补偿机制，激发社区医生爱中医、学中医、用中医的积极性，学以致用，不断地提高社区医生临床诊疗水平和技术。

发展中医药，人才是根本。希望中医专家招收社区医生为徒，能为中医人才的传承探索出新路。让社区医生成为中医的"铁杆"，让社区成为中医人才培养的"沃土"，也让更多的老百姓在家门口看上好中医。

工匠精神是中医之魄

很多中医缺乏对工匠精神的坚守，放弃对"至精至微"境界的追求，导致中医传统优势不断萎缩。用匠心叩开博大精深的中医之门，中医药这个宝库才能重放光彩。

"薄如纸、吹得起、飞上天"，1 寸长的白芍，3 分钟内切成的 360 片中药饮片，江西樟树市老药工丁社如以樟树帮传统中药炮制技艺，获得上海大世界基尼斯纪录"手工制作中药饮片数量之最"。这是中药制作工艺蕴含工匠精神。

追根溯源，工匠精神的"工"，就是古代医者的一种称谓。《说文解字·酉部》解释："医，治病工也。"中医的最高境界是"上工"，所谓"上工治未病"。

中医工匠精神包含着"大医精诚"理念。一方面是技之"精"，习医之人须"博极医源，精勤不倦"，手到病除，妙手回春；一方面是心之"诚"，从医者要有"见彼苦恼，若己有之"的心怀，"普救含灵之苦"。

医者只注重技之"精"，而忽略提升心之"诚"，漠视患者感受，即使解除身体的疾苦，也不能算是真正治愈他们的疾病。"技"与"心"完美结合，才称得上工匠精神。

随着新的医疗诊断技术不断出现，不少人认为传统中医诊断不灵了，更愿意相信各种仪器设备的检查结果。有的中医甚至患上严重的技术依赖症，看着化验单、凭着检查结果来看病开方。以脉诊验孕为例，有的中医不是去搭脉验孕，而是用试纸、用B超诊断，脉诊功夫基本废弃。近年来，很多中医缺乏对工匠精神的坚守，放弃对"至精至微"境界的追求，导致中医传统优势不断萎缩。

近日，流失海外的"飞龙脉法"在浙江舟山举办学习班，起源于中国的中医脉法，竟需要外国人来传授。中医药本是中华民族的瑰宝和国粹，现在出口转内销，重新回到中国，让人感叹不已。

中医发展陷入窘境，不是中医不行，而是今人缺乏工匠精神。有人认为，中医诊脉属于"过去时"，迟早会被无情地淘汰。其实，尽管CT、核磁等现代医学诊断设备广泛应用，但工匠精神永远不会过时。"技可进乎道，艺可通乎神"，技术永远无法代替人，中医诊脉自有机器无法传达感知的奥妙。安徽中医脉诊专家许跃远 20 多年孜孜不倦研究脉学，他可以清晰地感知几毫米的结石、囊肿，其中不乏 CT 没能诊断而经号脉确诊者。

"一切手工技艺，皆由口传心授。"眼下，中医面临着后继无人的困惑。几千年来，中医传承一直是师傅带徒弟，而中医院校教育在国内发展 60 年，有点类似工厂流水线式的培养，学生很难学到中医的精髓。如何重建"口传心授"的师承体系，传承工匠精神，成为一道现实难题。

中医药植根于中国传统文化。培育中医工匠精神，离不开古代经典的滋养，需要挖掘隐藏其中的无穷奥秘。然而，浩如烟海的中医典籍，对于不少中医人是难懂的"天书"，这不能不说是一个遗憾。加强中华传统文化教育，让更多的中医人勤学古训，博采众长，中医药才能在薪火相传中生生不息。

工匠精神是中医之魄，用匠心叩开博大精深的中医之门，中医药这个宝库才能重放光彩。

诺奖不是中医发展的鸡血

NUOJIANGBUSHIZHONGYIFAZHANDEJIXUE

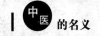

我给屠呦呦送报纸

驼色针织开衫罩着紫红色衬衫，屠呦呦穿着典雅中透着喜庆。与 5 年前采访时相比，记者发现老人没有太大的变化，身体还是那么硬朗。获奖消息公布后，家中的电话就响个不停，老人晚上没有休息好。

记者带着几份当天的人民日报，头版头条刊登了屠呦呦获得诺奖的消息。四版头条是记者与同事连夜采写的通讯。老人收到这份礼物很满意，她还拿起报纸浏览了记者的报道。在接受记者采访时，老人还特意把报纸从茶几上放到了沙发扶手上。党报就这样光荣出镜了。

由于听力原因，她有时听不清记者的问题，身体会向前倾。老伴李廷钊就在旁边大声地提醒她。他边当翻译，边忙不迭地接着持续响起的电话。

"作为一名科学工作者获得诺贝尔奖是个很高的荣誉。青蒿素研究获奖是当年研究团队集体攻关的结果，是中国科学家集体的荣誉，也标志中医研究科学得到国际科学界的高度关注和认可，这是中国的骄傲，也是中国科学家的骄傲。"这段获奖感言，屠呦呦写在一张纸上，一字一句地向记者念出来。

虽然平日话语不多，屠呦呦说起倾注了 40 多年心血的青蒿素滔滔不绝。85 岁的她记忆力惊人，能准确地说出青蒿植物分类的英文名称。生涩的专业词语，再加上屠呦呦软软的吴侬口音，让人有时反应不过来，但又不得不佩服老人的执着。

她面前的茶几上放着两本书，其中一本是她编著的《青蒿及青蒿素类药物》。在回答记者提问时，她常常下意识地随手翻起这本书。另一本是《20世纪中国知名科学家学术成就概览》，刚刚从柜子中取出，皮质封面上有薄薄的灰尘。

半个小时的采访过后，屠呦呦略有些疲倦，但只要提到青蒿素，她全然不顾老伴的提醒，如数家珍。屠呦呦声音已有些沙哑，在工作人员提醒下才喝了一小口水。研发青蒿素的艰辛，不仅她记忆犹新，连老伴都历历在目。

"她每次回家身上都有浓浓的酒精味，乙醚是用大缸盛放的，因此患上了病毒性肝炎。"老伴李先生说，为了证实药物的安全性，屠呦呦还和两位同事决定亲自试服，才投入临床给病人服用。

屠老和老伴是初中同学，相伴52年。李先生笑呵呵地说，"我们一个搞钢铁的，一个搞药的，互不干扰但绝对互相支持。"尽管当时工作非常艰辛，他至今仍未听过屠呦呦对这份工作有过怨言。

整个采访过程，屠呦呦表情平静，鲜有笑容。对屠呦呦来说，获得诺奖没有特别的感觉，有一些意外，但也不是很意外。在她看来，科学研究不是为了争名争利。淡定从容的背后，是她对中医药执着的坚持。

获得诺奖后，屠呦呦的电话被打"爆"了。直到6日15时，屠呦呦才接到诺贝尔生理学或医学奖委员会秘书长乌尔班·林达尔的电话，但能否参加颁奖仪式还要看到时的身体情况。

采访结束，屠老的家人说，要把报纸收藏起来。新闻是易碎品，而报纸却是新闻最好的见证者和记录者。

在屠呦呦手中，一株小草改变世界，中国之蒿由此走向世界。

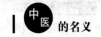

诺奖不是中医发展的"鸡血"

中医和西医不是对手，需要的是联手，共同为呵护人类健康做出独特的贡献。

"青蒿素是传统中医药送给世界人民的礼物。"中国中医科学院研究员屠呦呦获得今年的诺贝尔生理或医学奖，成为2015年国庆长假中令人振奋的喜讯。但喜悦之余，也出现了各种不同声音，争论最多的是诺奖该不该给中医记功。

获得诺奖，"中医与西医谁该加冕"的背后，折射出由来已久的中西医之争。近百年来，西医东渐，占据国内医学的主流地位，与之相对应的是中医边缘化。诺奖论功行赏，反对中医的人自然不愿给获奖成果贴上中医的标签，而力挺中医的人则认为当之无愧。

中西医的撕裂发展到这种程度，不能不说是一种讽刺。其实，不妨听下国际上的评价：青蒿素，这种中草药和西医技术和标准结合获得的抗疟疾药物取得了了不起的成果，拯救全球数百万人，得到了全球的认可。青蒿素的发现，源于中医。东晋葛洪的《肘后备急方》记载，"又方青蒿一握，以水二升渍，绞取汁，尽服之。"这17个字给了屠呦呦灵感，最终用低沸点的乙醚制取青蒿提取物。但最终的成果不属于中医性质，而是完全意义上的西药。

也就是说，青蒿素成果是中西医携手合作的产物，单是西医或者是中医，极难取得如此世界级的成果。争论诺奖是谁的功劳，只是无谓的舌战。屠呦呦获奖，不只是中国大陆科学家诺奖零的突破，更是对中国世界级贡献的认可。作为中国人，自当开心地庆祝，又何必纠结于此呢？

屠呦呦的获奖提醒我们，中医和西医不是对手，需要的是联手，共同为呵护人类健康做出中国人独特的贡献，为医改这个世界级难题提供中国式解决办法。当然，中国式解决办法离不开中医药。正如屠呦呦所言，"中医是宝库，但拿来就用还不够。"中医药是世界医学中无与伦比的宝藏，目前只看到了冰山一角。打开这个神秘的匣子，发展中医药，必须充分借鉴和利用现代科学、现代医学的成果。如果死守着老祖宗的宝贝，固步自封，中药只能是"一筐草"，无法变成"一块宝"。中医药界需要打开封闭的围墙，敞开胸怀接纳日新月异的现代科技，让古老的中医药再立新功。

青蒿和青蒿素尽管只有一字之差，却代表着迥然不同的医学理念。青蒿是中药，代表着中医研究的思路；青蒿素是西药，提示着研究中医的方法。研究中医挖掘中医的宝藏，什么样的招都可以用，目的是寻找打开宝库的钥匙。

有人担心，屠呦呦的获奖容易使中医发展迷失方向。甚至还有人极言之，诺奖不是强心剂，反而可能是中医的一次致命打击。这些话尽管有些危言耸听，却也并非毫无道理。中医西医不同，中药西药有别，二者的发展规律不同。如果把屠呦呦提取青蒿素的模式，误认为是中医药发展的不二法门，而弃中医药有效合理的众多其他方法和思维方式于不顾，如此发展决非中医之福，也是屠呦呦等科学家所不愿意看到的结果。

今天，在西医强势地位的影响下，中医一直处于被审视的地位，西医成为科学化的唯一标准。事实上，无论是西医还是中医，对于医学规律的认识都远未到完善的程度，大家像在二维空间中看三维物体一样理解彼此，自然难以得出完整和正确的结论。在这种情况下，片面以西医标准去校正中医这只脚，往往容易削足适履。正因如此，从 2011 年获得拉斯克奖到今年获得诺贝尔奖，屠呦呦一直希望中医药发展有新的激励机制。中医发展不需"西化"的鸡血刺激，而是更需要中西开放包容的携手突破。

屠呦呦用一株小草改变了世界，让中国之蒿走向了世界。传承不泥古，创新不离宗，历久弥新的中医才能永葆生机。

如何为中医药盖上"中国印"

> 中医药宝库的开发利用，不只是加盖"防盗水印"、撑开法律"保护伞"，更要放在国家科技发展战略的地位加以布局。

屠呦呦因发现青蒿素而获诺奖，令公众重新审视土生土长的中医药。2015 年 10 月 8 日，在国家中医药管理局等三部门举办的相关座谈会上，"青蒿素源于中医，中医药是中国最具原始创新的科技资源"，成为与会专家谈论最多的主题。

屠呦呦说，"青蒿素是传统中医药送给世界人民的礼物"，但这个礼物却是"免费"的。尽管青蒿素是我国药品管理法实施后注册批准的第一个新药，也是到目前为止我国为数不多的创新药，但由于历史原因，青蒿素的知识产权被跨国药企所占有。幸运的是，诺贝尔奖承认了屠呦呦的首创性，认为她在青蒿素研究中具有无可争议的"三个第一"。40多年后，这项拯救上百万生命的成果，才被盖上了"中国印"。

然而，中国创新的成果，不能总寄望由国际性的学术荣誉来认可；中国创新的资源，也不应常用"秘不示人"来保护。屠呦呦获诺奖，青蒿素进入大众视野，提出了一个迫在眉睫的问题：如何以有效措施，开发和保护中医药这一宝库？

我们对中医药这些"老祖宗留下的宝贝"，还缺乏有效的开发和保护手段。以"汉防己"为例，这种防己科植物分布于中国南部，它的提取物汉防己碱是一种很有前景的抗埃博拉病毒候选药物。然而，这项成果并不姓"中"，是美国和德国研究人员在《科学》杂志上发表了相关论文。

中药提取物如此，中药复方境况也让人担心。近年来，我国中药秘方大量流失，商标在国外屡遭抢注。"洋中药"纷纷在我国境内抢注中药专利，中医药竟成了国外企业的摇钱树。比如，不少国人去日本不仅抢购马桶盖，还会扫货汉方药。这就源于日本对《伤寒杂病论》等古籍中所载古汉方的开发。

尽管屠呦呦称，阅读了2000多本中医古籍才找到青蒿素的提取办法，但在浩如烟海的中医古籍中寻找创新药，这种"笨"办法仍不啻为一条捷径。西方传统筛选新药方法如同大海捞针，一些发达国家因而凭借技术优势，大力发掘世界各地的传统药物。如果我们捧着金饭碗，却既不愿花笨功夫，也缺乏新手段，拿不出几个像样的一类新药，还得花高价进口原研药，这实在让人汗颜。

中医药属于国人的原创知识，是数千年知识的积累、智慧的结晶。可惜的是，因为保护不当，成了"无主公地"，被疯狂攫取无偿开发。另一方面，流传于民间的中医偏方、验方，受相关政策的制约，应用空间越来越小；一些验方秘不外传，也只能老死山林、悄然泯灭。这些偏方、验方中，哪些与科学相悖，哪些属尚未挖掘，如何将散落于民间的那些珍珠收集整理，成为我国科技创新不尽的活水？这些都是亟待重视和解决的问题。事实上，如屠呦呦所说，中医药发展需要新的激励机制。

中医药是中华民族的瑰宝，也是我国蕴藏着巨大原始创新潜力的领域。伟大宝库的开发利用，不只是加盖"防盗水印"，撑开法律"保护伞"，更要放在国家科技发展战略的地位加以布局，保护好建设创新型国家的源头，让中医药姓"中"。

抓住机遇，推动中医药扬帆远航

应对国际社会的"倒逼机制"，中医药必须走出去"受洋罪"，学会主动拥抱世界。

"呦呦鹿鸣，食野之蒿。"屠呦呦，这个取自《诗经》的名字，永远铭刻在诺贝尔奖史册上，也使得全世界的目光透过青蒿素，聚焦于中医药。此时此刻，人们不能不心生期待：经诺奖背书的中医药，能否借此机会扬帆远航，提速国际化进程？

长期以来，中医药国际化有着难言的尴尬。中医药"走出去"喊了多年，却一直在家门口打转，进入既有的西方医学体系，面临着政策、技术、法规等重重壁垒，其中一个重要因素是文化差异。"一抓一大把，一煮一大锅，一喝一大碗"，让老外把黑乎乎的中药吃进肚子里，并不是一件容易的事情。尽管"修合无人见，存心有天知"，但生活在西方语境下的人，根本理不清"阴阳虚实、温热寒凉"，整不明白中医葫芦里卖的是什么药。

2015 年 12 月 8 日，在瑞典斯德哥尔摩举行的《了解中医：瑞典对话中医药》活动上，瑞典针灸协会主席伊娃玛丽·雅内罗表示："屠呦呦获得诺贝尔奖之后，我们感到这就是我们一直以来在寻找的桥梁。我们相信由此中医会在西方受到越来越多的认可。"诚如所言，架设桥梁，是中医药走出去的关键。在电影《刮痧》中，国内司空见惯的刮痧，在国外却被视为身体伤害，甚至上诉到法庭。国外普通民众可能连中医药"冰山"的影子都没见到，自然无法体会中医药的神奇和奥秘。屠呦呦获诺奖，为西方架起认识中医药的桥梁，有助于提升西方医学界的兴趣和关注，助推海外接受中医药疗法。

好多人不解，中药中国人都不够吃，为什么还要让不情愿的老外吃？实际上，中医药走出去已经不是我们一厢情愿的事。我国的传统医药大国地位，正受到韩日欧美等国家和地区的挑战。洋中药在国内不断抢滩登陆，对我国中医药产业形成双重挤压。中医药如果不走出去，不去迎接国际化的挑战，不仅会丧失广阔的市场，甚至会丧失国际话语权，最终难逃"被国际化"的命运。应对国际社会的"倒逼机制"，中医药必须走出去"受洋罪"，学会主动拥抱世界。

12 月 9 日，国务院常务会议通过了《中医药法（草案）》，提请全国人大常委会审议。当前，中医药发展正在迎来更广阔的空间。长期以来，被称为"国粹"的中医药，缺少国家层面的法律保障。社会上歧视中医药、否定中医药、取消中医药的现象时有发生，极大地影响了中医药事业的发展。尽管出台一部中医药法，并不能治疗所有的"沉疴重症"，但至少正在松开束缚中医药发展的绳索，岐黄之术发扬光大正当其时。

不光诺奖架起了中医药联结世界的桥梁，"一带一路"也开通了中医药驶向各国的列车。"一带一路"沿线有 65 个国家，总人口约 44 亿。让不同文明互相融合共同发展，中国传统医药是最好的黏合剂。中医药国际化问题，也有望结束长期以来的散兵游勇、各自为战状态，进入国家规划层面，成为各方合作新领域，指日可待。

点亮中医药国际化的未来，离不开外部环境的改变，也离不开中医药苦练内功的努力。一个与现代医学相互借鉴、共同补充发展的中医药国际化时代悄然到来。抓住新的历史机遇，古老的中医药必将历久弥新，焕发出勃勃生机。

传统中医给世界的一份礼物

任何人在接受一种外来文化时，都会以其对本土文化的理解为基础。就医论医、就药论药，缺乏文化认同感，中医药走出去就只能永远在路上。

"凡是过去，皆为序曲。"——在瑞典卡罗林斯卡学院的诺贝尔获奖者演讲台上，第一次出现了中国本土科学家的身影，第一次响起了清正柔婉的中国女音，第一次述说了中医药的故事。85 岁的中国中医科学院首席研究员屠呦呦的诺奖之旅，在千里之外的斯德哥尔摩，掀起猎猎的中国风。

"青蒿一握，以水二升渍，绞取汁，尽服之。"当年，中医古籍的记载触动了屠呦呦的灵感，成功地打开了青蒿素研发之门，挽救了上百万人的生命。在诺贝尔主题演讲会上，出现了感人的一幕：由于麦克风线不够长，卡罗林斯卡学院传染病学教授简·安德森在屠呦呦研究员演讲全程中一直跪在地上，一只手为屠呦呦研究员拿着话筒，一只手从后面扶着屠教授，30分钟一动未动。我们不能简单地说，这是因为外国科学家为岐黄之术所折服，但至少说明，屠呦呦获诺奖赢得科学家的尊重，神奇的中医药赢得了世界的认同。

20世纪70年代，美国著名记者詹姆斯·罗斯顿在中国针刺麻醉，引发了美国的针灸热。中医针灸从此走出国门，2010年成功入选联合国教科文组织"人类非物质文化遗产代表作名录"。屠呦呦获诺奖，打开了一扇中医药国际化的希望之门，有助于世界了解中医药、接受中医药，有助于展示中医药文化内在的魅力。正如1993年诺贝尔生理学或医学奖获得者理查·罗伯茨所说："中医药不仅是中国的瑰宝，更是全人类的财富。"

截至目前，中医药已经传播到世界171个国家和地区。据世界卫生组织统计，中医已先后在澳大利亚、加拿大、奥地利、新加坡、越南、泰国、阿联酋和南非等29个国家和地区以立法形式得到承认，18个国家和地区将中医药纳入医疗保险。尽管如此，在世界上绝大多数国家，中医药还处于灰色地带，没有合法地位，也缺少法律的保护。除去技术壁垒、经济利益的影响，文化差异是中医药海外发展的主要阻碍。在外国人看来，中医药"说不清、道不明、听不懂"。这也好理解，因为任何人在接受一种外来文化时，都会以其对本土文化的理解为基础。就医论医、就药论药，缺乏文化认同感，中医药走出去就只能永远在路上。

让不相信中医的外国人看中医、吃中药，必须从文化传播做起。跨文化传播中有一个著名理论叫"冰山效应"，那么对中医药来说，浮在海平面以上的是治病防病，而被掩盖在海平面下的，则是中医药特有的价值观和哲学思维。要消除外国人眼中的冰山效应，要让中医药国际化"再上一层楼"，正如屠呦呦在演讲中所说的那样，青蒿素是传统中医给世界的一份礼物，必须"呼吁更多的人去领略中国文化的魅力，发现蕴涵于传统中医药中的宝藏"。

习近平主席说，"中医药学凝聚着深邃的哲学智慧和中华民族几千年的健康养生理念及其实践经验，是中国古代科学的瑰宝，也是打开中华文明宝库的钥匙。"如今，坚冰已经打破，航线已经开通，中国理应借诺奖东风，擦亮中华文化"名片"，让古老的中医药以崭新的形象走向世界。

"诺奖效应"能推动中医走多远

借助诺奖劲风，如果能重新审视定位中医药，打破束缚发展的痼疾，加快建立激励机制，让古老的中医药在现代科学体系里光大发扬，"诺奖效应"才会发挥更大效用。

85岁的中国中医科学院终身研究员屠呦呦开启了诺奖之旅。北京时间2015年12月7日晚，瑞典卡罗林斯卡医学院诺贝尔大厅，屠呦呦用中文发表题为《青蒿素——中医药给世界的一份礼物》的演讲。10 日，她还将出席颁奖典礼，实现中国大陆科学家诺奖零的突破。

屠呦呦获得诺奖，使一向被质疑"不科学"的中医，终于吐气扬眉、为国争光，更让世界认识到了中医药这个伟大宝库，也被业界认为是岐黄之术发扬光大的最好时机。对中医药宝库来说，青蒿素的发现，不过是"小荷才露尖尖角"，人们相信，中国传统医学带给世界的礼物，会越来越多。

但也有人担心，"诺奖效应"有限。如果制约中医药发展的根本性障碍不能破除，青蒿素获得诺奖这一事件，不过是打了一针兴奋剂，一时风光无限，却易潮涨潮退，中医药"捆着手脚"的发展处境仍难扭转。

忧虑并非多余。在 2015 年诺贝尔奖生理学或医学奖得主新闻发布会上，屠呦呦说："青蒿素一旦产生耐药性，就需要再花十年时间研究新药。"科学家的担忧是理性的。青蒿素尽管来源于中医药，却是一个不折不扣的西药。在人类与疟疾的斗争中，无论是最初"抗疟神药"氯喹，还是如今的"中国神药"青蒿素，临床应用上都容易产生耐药性。这根源于"对抗医学"，是西医学无法解决的通病。耐药细菌出现了，超级病毒诞生了，人类会陷入无药可医的窘境。

以肺结核为例，曾经一度销声匿迹，近年却卷土重来。随着西医药局限性的凸显，中医药的独特作用引人注目。遵循"道法自然""天人合一"的思想，中药极少出现耐药性，展现出中医和平介入、系统治疗模式的强大优势。这也难怪屠呦呦老人多次强调："青蒿素是一个古老中药的真正馈赠。"如果不能继续挖掘、善用，浪费馈赠还算小事，更重要的，是不能造福世人。

屠呦呦老人对青蒿素前景的担心，也是人们对中医药前景的担心。不可否认，近年来，中医药在国内的发展取得长足进展，这把打开中国传统文化的钥匙，正在惠及更多民众。然而，中医药长期处于被审视、被验证的地位并没有得到根本改变。源于西方的评价审批体系，常常强迫"不科学"的中医药"削足适履"，委屈地穿上西医的鞋子。中医西化、中药西管，缺乏灵活和本土特色的机制，以至于有人戏称，"杀死中医不用刀，强制西化就能让其武功尽废"。话虽尖锐，却是警醒：作为一种独特的医药资源、潜力巨大的经济资源，一种具有原创优势的科技资源、优秀的文化资源，如果我们自身不注重传承、不注重创新、不注重弘扬，"有宝挖不出"，那么今后，只怕类似青蒿素的药品，都将成为"中西医结合"的产物，中国也只能成为"中医的故乡"——倘如此，我们将如何面对先祖？

从 2011 年获得拉斯克奖，到 2015 年获得诺贝尔奖，中医药早已不是"养在深闺人未识"，这让人们对中医药未来多了自信。借助诺奖劲风，如果能重新审视定位中医药，打破束缚发展的痼疾，加快建立激励机制，让古老的中医药在现代科学体系里光大发扬，那么，诺奖就不再只是世界吹向中国的一阵风，"诺奖效应"才会发挥更大效用。如此，才能有更多"青蒿素"走向世界，让更多"屠呦呦"造福民众。

中医有宝为啥"挖不出"

85 岁的中国中医科学院研究员屠呦呦获得诺奖之后，国人为之振奋，中医药迎来了新的发展机遇。然而，中医药的宝库如何挖掘？中医药创新面临哪些难题？怎样让中医药"老树发新芽"？中医药继承与发展还有什么障碍？对上述问题进行深入理性的探析，期待大家关注和讨论。

小荷才露尖尖角

我国还没有找到打开宝库的钥匙，根本原因在于温故的能力不足。离开中医经典，中医药创新就成为无源之水。

"青蒿素是传统中医药送给世界人民的礼物。"这是屠呦呦在获得诺奖后的感言。举国欢喜之余，屠呦呦依然保持清醒，她说："中医药是我国非常宝贵的财富，这么丰富的财富以及古人留下的丰富经验，并不是我们拿来就可以用的，是需要在古人的基础上再探索、再思考、再挖掘，才能创造出价值。"

中医药宝库如何开发？这个问题引起中医界热议。

"今天屠呦呦获得的奖项跟整个中医药事业伟大的宝库相比，不过是小荷才露尖尖角。"年过九旬的首届国医大师路志正说。

上海中医药大学校长陈凯先院士认为，中医药是伟大的宝库，积累了丰富的探索经验，包含深邃的哲学智慧，结合了几千年的实践检验，为当今生命科学前沿探索和医学的发展提供了深厚基础，是取之不尽、用之不竭的源泉。

10月8日，在国家中医药管理局等三部委召开的座谈会上，两位年过八旬的老人——中国中医科学院研究员陈可冀院士和屠呦呦紧紧地握手。从建院之初，他们就在一起工作，早中晚三餐一起吃。陈可冀说，继承发展中医药事业，既要重视传承，还要在传承的基础上更好地应用现代科学技术的方法去发展创新。应该提倡多元的模式、学科交叉的模式来发展中医药科学。

中国中医科学院广安门医院副院长全小林认为，像疟疾这样的病，相对于许多老年病、慢病，较为单纯。有一个本，是疟原虫。杀死它是治本；杀不死，减缓证候，是治标。中医恰恰是发现了可以治本的药——青蒿。但是，用法不对，或品种不对，没有能够完胜。历史上，中医审因论治是非常薄弱的，应该大力发展。青蒿素提示我们，要深入挖掘审因论治的方药。

令人尴尬的是，目前中医药宝库开发挖掘的力度远远不够，我国还没有找到打开宝库的钥匙。中国中医国情调研组执行组长陈其广认为，根本原因在于温故的能力不足。他承担了一项973课题，对117万篇中医药文献进行调查，统计结果不容乐观，整体论下降，还原论上升，也就是中医思维模式逐渐西化，不再承认中医药理论的原创价值。他痛心地说，离开中医经典，中医药创新就成为无源之水和无本之木。

全国中医药高等院校教育学会儿科教育研究会常务理事郑俊谦教授表示，如果没有继承的基础，创新就是一句空话。很多中医连《内经》都没通读过一遍，常见病都治不愈，如何谈得上创新？当下最重要的是做好中医药的继承工作。有了理论创新，相当于站在巨人的肩膀上，这样就会飞得更高。

老树只待开新花

中医药是一个伟大的宝库，却也是一个地地道道的"黑匣子"。要给古老的中药赋予现代的科技含量，加速培育名优中成药大品种。

"青蒿素研究从理念、思路、方向，乃至关键工艺的突破，都是受到我国中医药的启发，是从中医药丰厚土壤里挖掘出来的。"中国中医科学院院长张伯礼院士感慨道，"屠呦呦获诺奖激励我们更深入地汲取中医药的精华，更大胆地采用现代科学技术，把两者完美地结合起来。"

"一抓一大把，一熬一大锅，一喝一大碗"，传统的中药汤药又黑又苦难以下咽，服用不方便，连中国老百姓的家门都进不了，又如何谈得上走出国门？由丹参、三七、冰片三味药组成的复方丹参滴丸，从"丸散膏丹神仙也难辨"的传统剂型，变成只有小米粒大、直接口服或者含服的滴丸剂型。插上现代科技的翅膀，复方丹参滴丸通过美国 FDA 的二期临床，进入美国医院只有一步之遥。

长期以来，中医药"说不清、道不明、听不懂"。中医药是一个伟大的宝库，却也是一个地地道道的"黑匣子"。中药这块民族瑰宝过去由于现实因素在传承与发展上受到制约，由于历史原因，中药科技基础相对薄弱，中成药功能主治模糊、制药工艺粗放、质控技术落后、过程风险管控薄弱，这些因素制约了中药品种做大做强，品种多而小。

在张伯礼心中，现代中药的发展是把"古老的中药与现代的工艺相结合，会取得一个原创性的成果"，这也是屠呦呦青蒿素研究获诺奖给中医药发展的又一次提醒。

专家认为，传承不够与创新不足，制约着中医药事业的发展。中医药需要坚持传承与创新的辩证统一，使医疗、保健、科研、教育、产业、文化"六位一体"全面协调发展，中医药这株老树才能开出新花，成为我国最具竞争力的战略性新兴产业之一。

今年1月，张伯礼主持完成的《中成药二次开发核心技术体系创研及其产业化》项目获得了2014年度国家科技进步一等奖。二次开发就是要赋予古老的中药以现代科技内涵，加速培育名优中成药大品种，催生我国自己的"重磅炸弹"级药品。

国家卫计委副主任、国家中医局局长王国强认为，中医药是我国具有自主知识产权的主要领域，蕴含着巨大的创新潜力。面对当前世界性的医学难题，医学界和生物医药界纷纷将目光投向传统医药领域，中医药与现代科学理论、技术和方法的渗透结合，很可能为生命科学和医疗卫生的突破做出更大贡献。

一块诱人的"奶酪"

推动我国科技的原始创新，打破行业和单位的界限，加强传统中医药和现代科技的交叉融合，大力加强多学科、跨学科的研究。

屠呦呦获得诺奖，人们不禁要问：诺奖为什么会出在中医药领域？在发现青蒿素之前，课题组已经筛选了4万个药物，无果而终。而此前美国科学家寻找新的抗疟药，筛选了30万个化合物，无功而返。中医药已经成为新药研发的捷径。中医药上千年积淀的理论已告知药材的研究方向，能节省大量研发时间，且中药所含的有效成分是一个非常庞大的、待挖掘的宝库。

急性早幼粒细胞白血病是一种凶险的白血病，陈竺院士等中国科学家通过对中医宝库的发掘，取得原创性成果及开发全新疗法，将三氧化二砷（俗称砒霜）与西药结合治疗，目前是全世界急性早幼粒细胞白血病的标准疗法。

青蒿素生产关键技术的公开，带动了一系列青蒿素衍生物、复方制剂的研制和开发。屠呦呦的科研组随后又着手研究双氢青蒿素。双氢青蒿素产品成为一类新药上市。目前，青蒿素系列抗菌药已在全球20多个国家注册，并批量出口。青蒿素的成功，似乎为新药研发打开了一扇窗户。

在崇尚自然的世界潮流中，中药成为一块诱人的"奶酪"。西方药企以前试图将草药分解为单一成分，一直没有获得重大突破，现在从传统处方中获得灵感，转攻合剂，以推向全球。全球制药巨头们正在寻求传统中医来扩大自己的产品线。葛兰素史克正在测试利用草药治疗免疫系统紊乱，赛诺菲计划将传统中药用于糖尿病和癌症的治疗，雀巢公司利用传统中药方法提取治疗肠炎的药物。

从人工化学合成转向植物化学药，世界医药界开始转向。陈其广指出，国内的医药界满足于仿制国外过期专利药，把人家的二手货吃得津津有味，还把别人的昨天当成自己的明天，反而歧视中医药，总觉得中医药不科学。在中国技术力量经费和西方国家有巨大差距的情况下，一味地抄袭西方的技术发展路线，注定亦步亦趋无所作为。

陈凯先建议，把中医药的创新研究摆到国家科技战略的高度，推动我国科技的原始创新，打破行业和单位的界限，加强传统中医药和现代科技的交叉融合，大力加强多学科、跨学科的研究，力求站在现代科技的前沿，走向国际科技发展的最高峰。

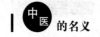

谁束缚了中药审批

中药审批边缘化

审评通过率低、投资大、周期长、风险高，让很多企业对中药新药研发望而却步。

屠呦呦获诺奖对中医药行业无疑是利好，但中药审批正在被边缘化。

国家食药监管总局网站的数据显示，目前全国获批的药品生产批文为 16.9 万件，而中药只占其中的 35.7%。近 3 年的药品审评年度报告显示，2012 至 2013 年，获批的中药数量分别为 27 个和 37 个，只占当年新药总数的约 6%。而 2014 年获批的 501 个新药批文中，中药只有 11 个，仅占 2.19%。

由地黄、山药、山茱萸、茯苓、泽泻、丹皮六味药组方而成的六味地黄丸，是宋代儿科专家钱乙创制的，如今成为滋阴补肾、养生保健的千年良药。六味地黄丸是国内不少企业的"当家花旦"。如果按当下的审批流程，六味地黄丸基本没有上市的可能。

六味地黄丸作为补肾滋阴的基本药物，其对应的证是肾阴虚。除了肾病以外，神经系统、心血管系统等疾病都会出现类似的症状，服用六味地黄丸都有效。中药治病对应的是一种态（即证候），而药品注册办法要求对应的首先是病，如果声称治疗多种疾病，每个病种均要观察足够的病例数，如此则需要成千上万的病例观察，几十年可能也做不完。

中国中医科学院广安门医院中药研发中心主任黄世敬指出，针对疾病的单靶点，是化药的强项，而中药方对应的是一个面或网络，用单一疾病靶点永远说不清一个面或整体。当然中药方也有对应单一疾病的成功案例，但是绝大多数是对应于证候的。如果注册新药只针对病，将证置于次要地位或根本不管其证，就把绝大多数中药方排除掉了。他建议，政策应有宽度和探索空间，为中药创新松绑，中药新药的注册评审需要体现中医辨证的特点。

中药要开发为成药，须经药效评价，建立动物模型，让小白鼠"点头"。一位研究者用小老鼠做七情致病模型，用镊子夹老鼠尾巴让其在空中晃荡，老鼠惊恐伤肾了。动物学家回答却是，老鼠以为你和它玩呢。在药效学指标上，动物模型按西医理论构建，与中医的证不相适应，最后抹杀了中药的实际疗效。

北京同仁堂研究院院长解素花说，中医新药疗效评价存在着趋同倾向，即中药新药均按统一的指导原则、一个标准来进行评价，缺乏个性化特点的观察和总结，不能很好体现中医的整体观念和灵活用药用方辨证论治的理念。

中药西管，过于西化的评价标准不符合中药的特点，也阻碍了中医药的发展。我国中药新药研发审评通过率低、投资大、周期长、风险高，很多企业和科研机构对中药新药研发望而却步，使得中药新药在评审过程中所占比重逐年下降。

广药集团有关负责人指出，中药是祖先给我们留下的宝贵遗产，是数千年积累下来的智慧结晶，要珍惜、保护、开发中医药这一宝库，并将其转化为我国中医药产业发展的优势，而不能像现在这样"捧着金碗讨饭吃"。

"新药审评审批制度的改革必须大胆推进。"国家食药监管总局副局长孙咸泽强调，为了鼓励创制新药，要在制度上创新、审评上优先、程序上简化、技术上沟通，真正形成有利于激发创新活力的审评审批制度。

古方肥了外人田

经典名方在评审政策上不能千篇一律，应分类管理，使其古为今用，否则很难转化为我国中医药产业发展的优势。

北京的林先生国庆期间去了趟日本。好多朋友亲戚托他代购"独龙散"，用来治疗儿童感冒。这个由地龙、荆芥穗、甘草、角刺组成的中药方，来自宋代的《小儿卫生总微论文》。让他不解的是，中国老祖宗的方子，为啥国内不能生产，还得去日本买？

小青龙汤、葛根汤、小柴胡汤、大柴胡汤……很多古方中成药在国外生产销售，在我国却要当成新药进行严格审批。韩国保健卫生部规定，11种古典医书里的处方，无须做临床等各种试验，药厂直接生产。日本厚生省批准使用我国《伤寒杂病论》的210个古方生产汉方药，在国际市场占有率达80%以上。因为其宽松的政策环境，中国的宝贝成了外国人的摇钱树，古方肥了外人田。

有人担心，古人和今人不一样，适合古人用的药，今人还能放心吃吗？中国中医科学院广安门医院副院长仝小林认为，尽管环境有改变、营养有改善，疾病谱也有改变，但是疾病的发病规律大致是一样的，80%的古方在临床上应用普遍。

"汤者，荡也。丸者，缓也。"丸散膏丹不同的剂型，在临床上有不同的应用。汤药主要是用于危重急症；而丸剂主要用于慢性病的调理。仝小林认为，中药更换剂型也要审批，传统中药丰富的剂型变成单一的汤药，也妨碍了中药在临床的应用。

按古方生产成药需按照中药注册分类 6.1 类中药复方制剂申报注册。《中药注册管理补充规定》指出，来源于古代经典名方的中药复方制剂，是指目前仍广泛应用、疗效确切、具有明显特色与优势的清代及清代以前医籍所记载的方剂。该类中药复方制剂的具体目录由国家食药监管总局协助有关部门制定并发布。符合相关条件的该类中药复方制剂，可仅提供非临床安全性研究资料，并直接申报生产。

全小林建议，对于老祖宗传下来的经典名方，在评审政策上不能千篇一律，应分类管理：无毒的中药直接授予生产许可；含毒中药的药方，如乌头桂枝汤，进行安全性评价，获批后再生产；创新药直接走新药的审批流程。

中药经典名方是中药新药研发的重要源泉和最佳素材。2015 年国务院《关于改革药品医疗器械审评审批制度的意见》提出，将简化来源于古代经典名方的复方制剂的审批，此外，国家正在加紧制定中药经典名方名单，逐步建立中医药传统知识专门保护制度。

广药集团有关负责人指出，专利制度是保护中药古方有力的武器，现有的专利法规不利于中药企业申请专利权，很多中药难以达到专利新颖性、创造性和实用性的要求，导致无法申请专利。要完善专利保护制度，充分考虑中药的特殊性，为经典名方加盖"防盗水印"。

院内制剂很尴尬

审批门槛大幅度提高，而售价又受多因素制约，导致科研人员不愿研发、生产者不愿生产。

红纱条在皮肤溃疡界可是个"明星"。北京中医医院赴汶川抗震救灾带上了红纱条，使许多伤口溃烂感染的伤员避免了截肢厄运。北京中医院中医外科主任董建勋介绍，红纱条全名是朱红膏纱条，把能活血生肌的朱红膏涂抹在纱条上，激发气血运行，刺激创面肉芽组织生长，激活生长缓慢或不生长的创面。

类似红纱条，按照传统方法炮制的丸、散、膏、丹，仅限于医疗机构内部使用，被称为中药院内制剂。但是，由于种种原因，现在很多都已停产。

治疗抑郁症的院内制剂——开心解郁丸，却让黄世敬难开心。他从 2006 年开始一直在做研发，要等到明年才能拿到制剂临床批件。到临床结束获配制批件至少还需要 3~4 年。10多年做一个制剂时间还不算长，有的制剂 20 年过去了还没做出来。院内制剂开发既不算课题，晋职奖励又不能体现，只是出于学科建设和临床需求，科研人员费力不讨好，年轻人都不愿参加。

从注册审批的角度来说，院内制剂审批的定位不清，用审批新药的方式来审评。由于强调安全性，要求其中没有毒性药材及配伍禁忌，不能有药典以外的药材，注射液干脆不能做，此举势必将临床原创束缚在极其狭小的范围。常规毒理、药理药效等一个都不能少，在拿到临床批件前，至少要花 50 万元。

黄世敬说，院内制剂与新药研发的主要区别是观察样本量，院内制剂只能在医院单中心做，样本量较少（不少于60例）。新药病例要求在多中心完成（大约400例）。但正因为是单中心，病例收集受限，加上投入严重不足，不如新药可以多找几家医院联合做。院内制剂的研发难度并不亚于新药研发，注册评审亦类似于新药。医院制剂的临床做下来，需要经费150万~300万元。

广安门医院一位名老中医治疗肿瘤的方子，在临床上疗效特别好，但开发成新药或制剂基本没可能，比如处方中含有药典未收载的药物——梨藤根。根据药品注册管理办法，首先要对梨藤根建立药材标准，需对其来源、有效成分、质量控制及药效、药理和毒理等进行研究。面对如此浩大的工程，开发新药的事只能搁浅。

玉红膏在临床上是一种特别好的创伤药，定价才几元，成本却接近20元。这种药纳入医保统一定价，生产一盒赔一盒，药膏生产时断时续，难以满足临床的需要，以至于网上已经炒到每盒70~80元。治疗痔疮的院内制剂参柏袋泡剂虽获制剂批件3年了，却一直不能生产，也是因为定价问题，亏本难赚吆喝。

院内制剂审批门槛大幅度提高，而售价又受多因素制约，导致科研人员不愿研发、生产者不愿生产。政策掣肘，让院内制剂难见天日。

黄世敬认为，院内制剂作为中药新药创新源头，不能用新药的标准来要求，两者要拉开档次，否则院内制剂就没法开发了，创新的苗头容易被扼杀。

中医药国情调研组执行组长陈其广研究员建议，院内制剂应由审批制改为备案制，由同级中医药行政部门备案，由医疗机构自主管理，保证质量。

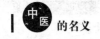

民间中医会不会绝代

民间中医传承"断档"

保护和改善民间中医的生存环境，比挖掘、整理民间医药资源更紧要，应从源头上解决民间中医的合法从业问题。

获得诺奖的屠呦呦，是受到东晋葛洪《肘后备急方》的启发，提取出青蒿素，最终让全球每年几百万人受益。

葛洪的《肘后备急方》属于民间古籍。"青蒿一握，以水二升渍，绞取汁，尽服之"，就是屠呦呦发现和提取青蒿素的灵感来源。

20 世纪 80 年代，中国中医科学院广安门医院副院长全小林在武汉见证了中医偏方拔牙。牙齿松动了，在牙根上点一点药水，轻松拔牙也不疼。它来自清代赵学敏的《串雅外编》，将砒霜放在活鲤鱼的肚子里，等到鲤鱼身上阴出霜来，制成了拔牙的鲤鱼霜。他说，一张偏方，气死名医。偏方秘方散落在民间和古籍中，鱼龙混杂，急需正本清源，进一步挖掘整理。

中国中医科学院医史文献所刘剑锋说，中医药来自民间，民间的实践是中医药产生、发展、壮大的土壤。无论是继承还是创新，都不能忽视民间中医药这一源头。但是，由于种种原因，这些民间的偏方验方未能得到有效的开发，需要从国家层面出台有关政策，挖掘和保护这些中医药基因，让散落民间的"珍珠"成为我国重要的科技创新资源。

62 岁的王永光是山东省滕州市一名民间中医。他从医 40 余年，治疗了不少疑难重症。原先的行医资格证过期，无法通过行医资格考试。这位自学成才的民间中医，竟成了卫生行政部门"打击非法行医"的对象。

在农村边远地区，我国至少有 15 万名民间中医，他们长期处在有用、有益却"非法"的状态。《执业医师法》像高悬的"达摩克利斯之剑"，制约着民间中医的发展，让民间中医不得不"无证行医"。

第二届国医大师张大宁说，中医文化源远流长，近年来我国中医发展遇到了一些困难，民间中医的传承面临着"断档"危险。

专家认为，保护和改善民间中医的生存环境，比挖掘、整理民间医药资源更加重要和紧迫。倘若不能从源头上解决民间中医的合法从业、生存和传承问题，民间中医就失去了生存空间和发展活力。

乡村不起眼的小草，在民间医生手里就成了治愈疑难杂症的良药。中国社会科学院中医药国情调研组副研究员张小敏说，没有好的激励机制，缺乏传承的土壤和制度通道，这些宝贵资源处于自生自灭的状态。政府需要铺设畅通的网络，让他们的价值得到认可和实现，为我国医药产业提供不竭的创新源泉。

民间中医是传承中医的重要力量。只有为他们提供宽松有序的发展环境，才能使更多的中医绝技薪火相传，促进中医药事业的繁荣与可持续发展。

国家卫计委副主任、国家中医药管理局局长王国强说，当前重点要在挖掘整理流传于民间、尚未得到政府指定机构认证的诊疗技术、方法、方药和器械的基础上，总结规范，研发为中医药适宜技术、医院中药制剂、中药新药、中医诊疗设备，并加以推广利用。

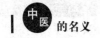

"中医＋西医"面临困境

中医标准化、现代化、国际化等，实质就是以西医为尺度来衡量、诠释或改造中医。中西医结合至今还停留在技术层面。

仝小林是 1977 年进入北京中医药大学学习的。他一边学着中医的经典，一边学着西医的解剖课。特别是在中日友好医院工作的 18 年，经常是中西医一起会诊，相互对话，取长补短。多年的从医经验告诉他，中医如果不懂西医，就如同缺了一条腿，看不懂化验单，不会看检查结果，在现代医学环境中就丧失了话语权。中医学习传承要打好基础，同时也要深入了解西医，借鉴现代医学的长处，借助现代科技推动传统医学的发展。

1956 年以来，我国大力提倡中西医结合，相继提出了中医系统化、规范化、客观化、微观化、标准化、现代化、国际化等等。这么多的"化"，实质就是以西医为尺度来衡量、诠释或改造中医。

他认为，中西医结合面临困境。很多人中医底蕴不深、西医基础不牢、中西医知识融合不够，没有突破中医和西医的局限，没有建立起独立的思维方式和理论体系。

2015 年 10 月 25 日，第二届国医大师李士懋病逝。新中国成立以来，我国两届评选出 60 位国医大师，逝去的已经超过 1/3。作为北京中医学院的首届毕业生，李士懋挥之不去的危机感是，中医严重西化，后继乏术，医治范围逐渐缩小。他生前最担忧的"唯西医才科学"的导向，带来了极大的负面影响。改造、诠释中医的人桂冠满头、名利双收；按中医固有规律继承发扬祖国医学的人却遭冷遇。长此以往，谁还去学经典？谁还去继承祖国医学？这就导致了中医学术萎缩，改造中医之风盛行，势将湮没、摧毁中医。取缔中医行不通，但改造中医很有可能，堡垒是最容易从内部攻破的。

中医和西医是两套不同的医学体系。从最初的简单混合，到有机结合，最后到完全融合，这是中西医结合的发展趋势。如今中西医结合还停留在技术层面，像尚未捅破的窗户纸。单纯戴着现代科学的眼镜来审视几千年的医学智慧和经验，并不是挖掘传统医学证据基础的唯一办法，需要跳出既有方法的框框。

中国中医科学院西苑医院是新中国成立后第一所大型综合性三甲中医医院，也是全国第一期西医离职学习中医班的举办地；北京大学医学部是中国政府创办的第一所西医院校，也是屠呦呦的母校。最近，两者协作共建北京大学中医药临床医学院，院址设在西苑医院。此次强强联合，优势互补，医教协同，瞄准中医药科研前沿问题，有利于促进中医和中西医结合事业的发展。

临床和基础严重脱节

能看好病的中医越来越少，问题出在中医教育。现有的中医教育比照西医教育模式，讲基础的不上临床，一些中医院校毕业生不会看病。

年过九旬的全国名老中医宋祚民，曾让一名刚满 6 岁的吴姓女孩起死回生。他在医家禁区"脑户穴"下针，针深至 1 寸半时，病人突然深呼吸一下，他加快捻针次数，心动也开始加快加强，并为患儿开了数十味中药，让患儿由昏迷变清醒。患儿第二年上学读书，智力与一般儿童无异。

如今，临床上能看好病的好中医越来越少，问题出在中医教育上。中医教育比照西医教育模式，临床和基础分离，讲基

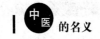

础的不上临床。《黄帝内经》虽是纯理论，但也是指导临床的理论，如果没有实践的品味、思悟，怎能讲清《黄帝内经》的理论？

今年6月，北京中医药大学面向全球启动了公开招聘中医临床特聘教授的活动，收到来自海内外的94份申报表，评议筛选出符合申报条件的71名医生。此次考评重在医术医德，不问出处，不看学历，无论民间还是科班出身，只要有特色医术和优秀医德，就符合遴选条件。脉学专家寿小云年近七旬，希望能把一生的研究成果留给母校，培养一批能够在临床上直接号脉诊病和处理疑难杂症的青年学生。

中医院校毕业生不会看病，原因在于院校教育和临床实践脱节。仝小林指出，中医院校教材依然按传统分类向学生传授知识，停留在传统经典，到临床上感觉不知所措，对不上症，辨不清病。他建议，大学教材应由各专业委员会参与联合编写，而不单是由大学教师专门来编写。只有让临床和教学有机结合，在继承上创新，在创新上继承，突破传统理论的局限，才能在临床实践上丰富传统理论。

"纵观学校培养的中医大师、名家，凡是看病好的，没有一个不是熟练掌握经典的。"在北京中医药大学副校长谷晓红看来，读经典是教书、跟师与临床的基础。北京中医药大学、成都中医药大学、黑龙江中医药大学、陕西中医药大学目前正式开展"中医经典知识等级考试"。像英语四六级一样，中医经典知识分级考核，考试内容是《黄帝内经》《伤寒论》《金匮要略》和《温病条辨》。

"经典是基石。"作为本次中医经典等级考试的主管校长，谷晓红表示，希望通过中医经典等级考试的设置，提升中医人才对经典学习的积极性、主动性，在业界形成学习经典、背诵经典的风尚，最终达到全面促进、提升中医专业人才学术水平和临床疗效的效果。中医教育应不断尝试将传统教育的精粹融入现代教育体系之中，构建适应现代社会发展的中医教育体系。

希望带来新的激励机制

屠呦呦，在几年前还只是中国中医科学院的一名普通研究员，而现在，她已经成为新闻的主角。因为她获得了美国拉斯克医学大奖，这是迄今为止中国生物医药界所获得的最高的世界级大奖。

掌声之外，也出现了很多不同的声音。作为一个团队项目，屠呦呦有没有资格以个人的名义获奖？"墙里开花墙外香"的现实，又让人对于中国科研成果的评价体系产生了些许疑问。而今天，屠呦呦和她的同事们或许能给我们一些答案。

在2011年11月15日召开的中国中医科学院2011科技工作大会上，屠呦呦研究员被授予中国中医科学院杰出贡献奖，她所带领的青蒿素研究团队同时获得了100万元人民币的奖金。

从幕后走到舞台中央，81岁的屠呦呦平静地说，总结这40年来的工作，我觉得科学要实事求是，不是为了争名争利。

三个"第一"，让她赢得拉斯克奖杯

带着沉甸甸的拉斯克奖杯，面对赞誉和争议，屠呦呦从容淡定。

我国在 1967 年组织了全国七省市开展包括中草药在内的抗疟疾药研究，先后筛选化合物及中草药达 4 万多种，也没有取得阳性结果。1969 年，中国中医研究院接受任务后，屠呦呦任科技组组长。

从 1969 年 1 月开始，历经 380 多次实验，190 多个样品，2000 多张卡片，她查阅大量文献，借鉴了古代用药的经验，设计了多种提取的方法，终于在 1971 年提取出青蒿素。

用乙醚提取青蒿素，这个看似一个极为简单的提取过程，却是拉斯克看重的首创精神。

青蒿素在研制成功之后，无论是申报国家奖励，还是获得国外奖项时，都有一些不同的声音。美国拉斯克奖评委们作了认真的调查后，在最后一份正式的文件中谈到，他们表彰的是屠呦呦对青蒿素的发现，而评奖的关键是三个第一：第一个把青蒿素带入了"523"项目、第一个提取出了具有 100% 活性的青蒿素、第一个将青蒿素运用到临床并证实它有效。

中国中医科学院张伯礼院士说，这三个第一就等于首创。

首创只是开始。屠呦呦认为，中医药成分复杂，杂质多，如果在未掌握规律之前盲目提取，便无法最大限度地提取有效成分，直接的一个结果就是在实践中反映不出应有的抗疟效果。所以，这就需要研究人员反复试验，不断改进方法，不断地发现。

然而，如果这些发现不是突破性质的，青蒿素也许仍然无法被提炼出来。起初，屠呦呦选用的是北方生长的青蒿，但是试验效果并不明显。通过反复实践，她发现青蒿中青蒿素的含量与产地有关，南方的比北方的含量高；青蒿素的抗疟药效还与药物部位密切相关，茎和杆是不含抗疟物质的，叶子才是药用部位；叶子还与采收的季节有很大的关系，只有夏秋季叶子繁茂的时候，青蒿素含量才是最高的。

不断研究，不断发现，屠呦呦说，只要国家需要，我就必须持之以恒。

中医研究应推倒围墙，实现真正的大协作

其实，在屠呦呦获奖伊始，就有一个争议一直伴随："523"项目是个集体项目，能否由屠呦呦一人获奖？

对于这样的说法，屠呦呦没有争辩，脸上露出笑容，她说，青蒿素项目不是一个人做的，是一个团队做的，是一个大协作项目，是许多人共同参与的结果。连我的团队，也是有很多人参加的。

"523"项目是当时举国体制联合攻关的典范，从青蒿素的提取到结构的确定再到临床验证，无不体现了集体团结协作的力量。在拉斯克颁奖的典礼上，屠呦呦说，这个荣誉不仅仅属于她个人，也属于中国科学家群体。

是的，屠呦呦从来没有否认，这样一项科研工作不可能一个人完成，有很多研究人员、很多省市都参与其中并作出了贡献。

张伯礼认为，美国筛选了 30 多万个化合物，都没有找到理想的抗疟成分。而屠呦呦的成功，更加凸显了我们中医药的优势。按照经验，在研究新药的时候，风险越来越高，研发一个新药就像是大海捞针。而在 5000 年的中药经验指导下研发新药，更像是盆里捞针，甚至碗里捞针，成功率往往要比完全从新老化合物中去找要高。

正如屠呦呦所说，成功也得益于祖国医学的伟大宝库。而在张伯礼看来，面对这座宝库时，只有联合多学科的力量，联合攻关，才能取得突破，取得进步。

推倒围墙、开门办院，成了张伯礼秉持的信念。面向国内外整合科技资源，培养与引进相结合，促进科技资源的优化配置和开放共享，联手攻关，实现共赢。这也是中医科学院管理体制改革的紧迫任务。

国家卫计委副主任、国家中医药管理局局长王国强说，中医药科研更需要在组织上推倒围墙，创新体制和机制，建立真正意义上的大协作、大攻关，取得大成果，开拓大市场。这是实施重大中医药科技项目的必然趋势，也是科研体制改革的必然选择。

"三无"科学家获奖，科研成果如何评价

有人说屠呦呦是"三无"科学家：无博士学历，无院士头衔，无留洋经历。屠呦呦获奖后，受争议最多的是我国的科研成果评价体系。

20 世纪 60 年代，由于疟原虫对奎宁类药物产生抗药性，使得全世界 100 多个国家、2 亿多疟疾患者面临无药可治的局面，死亡率急剧增高。更为严峻的是，在当时，不管是美国还是中国，都没能研制出有效的抗疟成分。

1969 年，时年 39 岁的屠呦呦临危受命，开始征服疟疾的艰难历程。

"以需求为导向，以问题为动力，才能取得科学成功。"屠呦呦对记者说，如果说没有问题意识，不是为了解决问题，对于古人的记载，可能看一眼就过去了。

40 多年的潜心研究，让青蒿提取物的抗鼠疟抑制率从零提升到 100%。屠呦呦的同事、中国中医科学院中药研究所所长姜廷良研究员说，为了保证病人的用药安全，在由动物实验向临床实验过渡时，屠呦呦还带头与课题组同志们一起进行自

身试服，验证青蒿素的安全性。为了取得第一手临床资料，她亲赴海南疟区，奔走在高温酷暑之下，亲自喂患者药物，并整日守在病床旁边观察患者的反应以及疟原虫血片检查的结果，终于在极困难的情况下取得了首次 30 例患者痊愈的成功案例。

中国中医科学院副院长刘保延说，"科研要以解决人民群众需求为目的。你研究半天，拿了多少钱，发表了多少篇文章，最后什么问题都没有解决，等于没有研究。我们不是要一味地做高深的基础研究，而是要去解决问题。"

中医药不单是中国人的，王国强说，"能够出成果，并且把成果转化为现实产品，特别是在生命科学领域有所创新，对人民健康生活有所贡献，是检验科技成果的重要标志。""希望我的获奖带来新的激励机制，鼓励大家更好地工作，多出成果，为世界人民造福。"这就是屠呦呦的愿望。

青蒿素的成功能复制吗

要想使中药的 "一筐草"变成"一堆宝"，亟需找到打开宝库的"钥匙"，利用现代科技去不断挖掘。

81 岁的中国中医科学院教授屠呦呦，举起了 2011 年的拉斯克奖杯，这是迄今为止中国生物医学界获得的最高奖。

青蒿素的成功，是中医药对世界的一大贡献。从青蒿中解析出青蒿素，屠呦呦完成了最为关键的一步。这正如屠呦呦所说："青蒿素是一个古老中药的真正馈赠。"面对西药研发逐步陷于无药可寻的困境，中医方剂和中药指明了一个有效的研究方向，也为寻找新药提供了丰富的药用资源，既可缩短研发周期，也可减少研发费用。

青蒿素的研发进程，证实传统中医药不可或缺。抗疟药最初并非来自青蒿，而是源于另一种植物——金鸡纳树。19世纪，法国化学家从金鸡纳树皮中分离出抗疟成分奎宁。随后又找到了奎宁替代物——氯喹。氯喹药物一度是抗击疟疾的特效药。后来出现了耐药性，疫情难以控制。青蒿素及相关衍生药物的诞生，给全世界遭受疟疾折磨的患者带来了福音。

青蒿素的发现曾引发了一轮中药筛选和提取热潮，大多都无疾而终。专家提醒，只靠从中药里提取单一成分来研发新药，注定是一条"不归路"。"青蒿"和"青蒿素"，尽管只有一字之差，性质却完全不同。青蒿是中药材，作为药物整体按着中医方剂理论应用。青蒿素则是不折不扣的西药。中药一般是复方，而西药往往是单体。中药一味地去提取有效成分，结果是越提越纯，却达不到临床应用效果。从中药里提取有效成分，如果离开中医思想的指导，就丧失了中药整体调节、综合治疗的优势，有效成分也会变得无效。如此研发，只能在原地踏步，徘徊不前。

目前，青蒿治疟疾药物已经是第四代，因为以前单体的青蒿素都出现了耐药。为此，世界卫生组织专门提请中国改产复方。其实，青蒿素产生耐药性，是以"对抗医学"为特征的西医学不可避免的后果。道高一尺，魔高一丈，人类在和病毒的对抗中只能处于暂时的胜利。抗生素的滥用，使耐药细菌出现了，超级病毒诞生了。在对抗疾病的斗争中，人类可能束手无策，面临"无药可医"的尴尬。与之相对应的是，中医强调"道法自然""天人合一"的思想，所以中药极少出现耐药性。

随着西医药局限性凸显，中医药的独特作用更加引人注目。

青蒿素的发现，证明了中医药是一个"伟大的宝库"。然而，要想使中药的"一筐草"变成"一堆宝"，亟需找到打开宝库的"钥匙"，利用现代科技去不断挖掘。但愿屠呦呦的获奖，能够吸引更多的人关注中医药，挖掘出更多的"青蒿素"，挽救更多人的生命。

但愿屠呦呦不是孤峰

中医药是一座博大丰富的宝库，需要一代又一代人薪火相传。今天，国人尤其需要发扬"青蒿素精神"，以集体的智慧和团队的力量再攀高峰。

中国中医科学院终身研究员屠呦呦日前获得国家科技最高奖。她创造了该奖获得者的三项第一：第一位女科学家，第一位非院士，第一位诺贝尔奖得主。屠呦呦成为中医药创新的一座高峰。

屠呦呦获得成功，关键在于正确处理了继承与创新的关系，善于运用古人智慧解决现代重大临床问题，凸现了中医原创优势。"青蒿一握，以水二升渍，绞取汁，尽服之。"受东晋葛洪《肘后备急方》的启示，屠呦呦经历了数百次失败后，终于提取出青蒿素，为人类带来一种全新结构的抗疟新药，为人类抗击疟疾提供了有效的"武器"，挽救了全球数百万人的生命。近年来，我国很多重大成果都来自中医的启示。例如，

lgA肾病是尿毒症的首位病因，长期以来缺乏有效治疗手段，成为世界性难题，解放军总医院陈香美院士领衔的项目组用现代医学技术发展中医，提出"风邪扰肾"的新理论，其临床疗效显著优于西医。

与西医相比，中医临床出成果难，出成果慢，出大成果更难。目前，西医一家独大，掌握话语主导权，而中医一直处于被动地位。尽管中医在临床上能看好病，但并不能得到西医的认可。有人希望用西医的方法来验证中医，逼着中医用西医的方法搞科研。例如，中药开发新药，须经药效评价，建立动物模型，让小白鼠"点头"。一位研究者用小白鼠做七情致病模型，用铁子夹老鼠尾巴让其在空中晃荡，以此来验证惊恐伤肾的理论。事实上，动物模型是按西医理论构建的，与中医理论完全不相适应，最终只能抹杀中药的疗效。

中医传承千年生生不息，主要因为疗效可靠。中医灵不灵，临床疗效说了算。中医要想走出困境，必须以临床需求为导向，坚持用疗效来说话。例如，抗生素耐药成为一个世界性问题。如果我国能够研制出可替代抗生素的中药，就能在国际上独树一帜，推动中医药走向世界。目前，中医药这个大宝库吸引了全球的目光，很多跨国企业利用其资金、技术方面的优势，逐步抢占了中医药科研高地，试图赢得市场先机。如果中医界只知泥古不知创新，墨守成规，原地踏步，祖先的宝贝就会落到别人手里。

有人说，屠呦呦是一座孤峰，后人很难超越。这是一种妄自菲薄的心态。中医药是博大丰富的宝库，需要一代又一代人薪火相传。今天，国人尤其需要发扬"青蒿素精神"，以集体的智慧和团队的力量再攀高峰。中国中医科学院院长张伯礼说，屠呦呦的贡献是"1"，而后续科学家的研究是在"1"的后面添加无数个"0"。过去，中医传承各拜各的师，各学各的艺，容易单打独斗，各自为政。在知识经济时代，每个人的知识和经验有限，中医创新发展必须打破"山头主义"，改变各自为战的方式，实现多学科团队作战，拢指为拳，这样，才有利于中医药不断出现类似"青蒿素"的重磅成果。

《中医药法》于 2017 年 7 月 1 日实施，这是中医药创新发展的重大历史机遇。希望继屠呦呦之后，新人辈出，群峰竞秀，让中医药为世界贡献更多礼物。

当好自己的保健医生

DANGHAOZIJIDEBAOJIANYISHENG

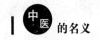

中医抗艾：重生的希望

——关于河南省中医药治疗艾滋病项目的调查

10 年间，在曾经的艾滋病高发地区河南，艾滋病病死率不断下降，患者临床症状明显改善，机会性感染发生频次明显减少，生存质量提高。一场由传统医学领衔的诊疗实践，改变了数千名艾滋病人的生存状况。中医是如何创造出这一奇迹的？

诊疗探索史无前例

五省实施中医药治疗艾滋病试点项目，由中央财政安排专项资金，为艾滋病病毒感染者和病人提供免费中医药治疗。

2014 年 11 月 20 日上午，记者从河南省尉氏县大营镇枣朱村卫生所出发，沿路向北走百米，一伙人正忙着砌墙修新房。

记者见到打小工的小国。他穿着皮夹克，脸上还有不少泥点，不时露出笑容。10 年前，这位中年人已经准备好了棺材，当时他的 CD4+T 淋巴细胞（人体免疫细胞）数只有 8 个，只能"搁在地上爬"，连站都站不起来，感觉活不了几天了。

中医中药艾滋病项目的启动，把他从死神的手里拉了回来。他说，一次吃 6 粒中药胶囊，一天吃 3 次。抗病毒的西药也吃，一天要吃一大把。他的身体一天天好起来，后来在包工队干活，每天挣个百八十块钱，有时一天干十几个小时的活。

小国说："中医药救了我的命。10 年没死，还活得好好的！"让人想不到的是，这个小包工队里还有 4 位艾滋病患者。

小国的经历，是我国中医中药治疗艾滋病试点项目实施的一个缩影。上个世纪末，河南部分农村居民有偿供血感染了艾滋病病毒。本世纪初，感染者进入艾滋病暴发期，挣扎在生死边缘。

艾滋病尚无有效治愈办法，病死率极高。中医药治疗艾滋病是"一场史无前例的诊疗尝试"。2004 年 8 月，我国五省实施中医药治疗艾滋病试点项目，由中央财政安排专项资金，为艾滋病毒感染者和病人提供免费中医药治疗。

中医药治疗艾滋病行不行？当时，河南中医药治疗艾滋病专家组组长李发枝教授等赶赴疫区时，压力很大，对中医药能不能治这种"新病"心里没底。在尉氏县 3 个艾滋病高发村，他对 300 个病例进行先期治疗探索，几乎天天泡在村里，讨论病机病理，辨证施治，观察处方疗效。结果，病人症状大为缓解，一个可以在全省推广的初步治疗方案慢慢"出笼"。

李发枝说，中医学认为艾滋病"疫毒"传播侵入人体，首先损伤脾脏，致脾气亏虚，进而损及其他四脏，终至五脏气血阴阳俱虚，并伴有或风寒火热，或痰饮水湿，或气滞血瘀，邪为其基本病机。根据中医"辨证求因、审因论治"的原则，经过反复探索，专家们研制成中药益艾康胶囊，作为河南研制的治疗艾滋病主要制剂。治疗中若出现机会性感染，由治疗小组依据病情选择中医药辨证施治。

2005 年 10 月，项目进行到 1 年，令人惊奇的效果出现了，病人乏力、纳呆、咳嗽、发热、腹泻等主要症状均有了不同程度的减轻，黏膜溃疡、口糜、疱疹及淋巴结肿大等体征也有了改善。不少家里已经准备好棺材的患者死中得活。2012年，第一批 1732 例患者的年病死率为 1.6%，远低于 4.5% 的

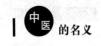

全球水平。

让病人带病延年

只看到病，看不到人，结果是病没了，人也没了。中医药不是把病毒杀死，而是对病毒进行抑制，改善病人生活质量。

11 月 20 日，记者在尉氏县邢庄乡屈楼村卫生所见到姚女士。她不能吃抗病毒药，当时一吃药就发高烧，浑身上下都是红疙瘩，起不来床，又不能吃药，整天掉眼泪，想着自己不能活，两个孩子怎么办？

54 岁的长华穿着黑色的夹克、牛仔裤，头发有点花白，怀里抱着 1 岁半的孙子。她当时是患了子宫肌瘤，做手术检查时发现艾滋病。手术也没人敢做了，似乎是死路一条。

2004 年，河南第一批试点县包括尉氏县与上蔡、新蔡等 9 个县（区）。病例选择以不适宜抗病毒治疗的病人、退出抗病毒治疗的病人、接受抗病毒治疗但毒副作用明显的病人为主。按照个人自愿的原则，政府选择了 1732 名病人作为治疗对象，提供免费中医药治疗。

姚女士不吃西药，只吃中药，已经连续吃药 10 年了，身体检查各项指标都不错，CD4+T 淋巴细胞数已经从当年的 70 多个上升到 400 多个。长华这几年吃过的中药，能有好几车，身体恢复得不错，不仅艾滋病没要了命，连子宫肌瘤也检查不到了。她一个人带着孙子，还种着 4 亩地，孩子们放心地出外打工了。

河南省中医药治疗艾滋病项目办公室副主任徐立然说，治疗小组对病人的病情和治疗效果进行严密地观察与记录，每月记录 2 次临床症状与体征、体重、卡洛夫斯基积分、感冒次数，每 6 个月在当地疾控部门检测 1 次 CD4+T 淋巴细胞计数。

资料显示，接受中医药治疗的艾滋病病人症状体征积分在治疗的前12个月显著下降，在随后第12~36个月下降缓慢，36个月之后基本稳定。卡氏积分治疗36个月后基本稳定在90分左右。患者体重有不同程度的恢复和增加，部分病人恢复了劳动能力，生存质量得到提高。

2006年，试点项目进一步扩大，新增了开封等5个试点项目县，新增病人848例。2008年底，河南将部分抗病毒耐药病人1044例纳入中医药治疗。纳入试点项目的病人从2004年的5市9县（区）1732例，增长到现在的6市22个县（区）4586例。

徐立然介绍，运用中医治疗艾滋病，有效缓解病人服用抗病毒药物后的头晕、恶心等症状，改善率在80%以上，明显提高了病人服药的依从性，从而提高了治疗的总体效果。他认为，中医药在提高艾滋病人免疫功能或减缓T淋巴细胞下降方面有较大优势。通过数据对比，上升和保持稳定者占半数以上。

河南省中医学院第一附院消化内科主任医师冀爱英说，如果只看到病，看不到人，结果往往是病没了，人也没了。中医药不是把病毒杀死，而是对病毒进行抑制，改善病人的生活质量，让病人带病延年。

河南省卫生计生委副主任、省中医管理局局长张重刚说，疗效的评价要以患者的症状、体征和生活质量为诊断学的依据，以实验诊断和影像诊断作为辅助诊断。过分地强调个别数据，容易形成疗效评价上的误区。中医治疗艾滋病一定要形成自己的疗效评价标准。

成果难以惠及更多病人

项目用药要成为国药准字，需要临床研究，进行双盲对照实验，据保守估计投入将需上千万元。试点经验推广还要走更

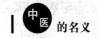

长的路。

艾滋病人机体免疫力低下，尤其伴发着严重的腹泻——每天泄泻 10~20 次，泻的都是肠黏膜，药吃进去马上就能拉出来，难以被消化吸收。腹泻严重的病人，任何药物都没有效果，病人很快衰竭死亡。

2005 年，李发枝去上蔡县研究解决艾滋病人顽固性腹泻的问题。每去一次，他都给病人换一次方子，第三次去，病人就死亡了。他日思夜想，翻了大量医典和资料，不断调整治疗思路，经过临床效果对比观察，最后形成了泻痢康的处方。经过不断研发，最终制成泻痢康胶囊，对于艾滋病的腹泻有效控制率达 90%，大幅降低了患者的病死率。

10 年来，除了春节以外，李发枝每周二下午坚持接诊患者，从最初的上蔡县，到后来的尉氏县，最近考虑年龄的原因，才改为远程会诊，为的是掌握准确的疗效信息。

作为项目负责人，徐立然天天不着家，吃睡在路上，把全省 100 多个项目村跑遍了，"零距离"接触艾滋病患者。艾滋病患者极容易受到各种感染，从感冒症状开始，进而演变为肺部感染，很快会因呼吸衰竭而导致死亡。他从中医增加正气的角度，推出咳痰喘方，最终论证为成药清肺培元颗粒，大大降低了肺部感染患者的死亡率。

如何把项目试点的经验转化为科技成果，让更多的艾滋病人享受到同样的治疗效果和生存质量？

针对艾滋病不同分期、阶段、程度以及常见的机会性感染，省专家团队依据传统中医理论，结合现代科学理念，在不断实践的基础上，反复探索，揭示了中医药治疗艾滋病的有效作用机制，形成了包括益艾康胶囊在内的专用方药 10 余种。

2010 年 8 月，河南中医学院第一附属医院被批准为艾滋病国家中医药临床研究基地。

一瓶 60 粒的益尔康胶囊，定价是 45 元，只是项目用药，项目试点的患者才能使用。要成为国药准字，需要进行临床研究，进行双盲对照研究，据保守的估计投入将需上千万元。而柴藿达元颗粒、解表清里合剂等一批制剂已经应用于临床，也只获得了省药监局的机构制剂注册批件。

一场由传统医学领衔的诊疗实践，改变了数千名艾滋病人的生存，但临床效验转化为科研成果、试点经验要惠及更多病人，还需要走更长的路，面临着更多的挑战。

张重刚说："河南这个曾经的艾滋病高发区，目前艾滋病病死率全国最低，艾滋病人处于稳定、康复的生存境况，无声地见证着中医药的力量。中医药治疗艾滋病仍然重任在肩，艾滋病的防治是一项长期而艰苦的任务。"

让防御的"盾"坚实起来

中医能否治疗艾滋病

西医治疗通过减少艾滋病病毒的数量，让进攻的"矛"变钝；中医提高人体自身的免疫力，让防御的"盾"变坚实。

在湖北省南漳县，65 岁的农民陈阿婆拉着中国中医科学院广安门医院副主任医师李勇的手，久久不愿松开，她不知如何感谢才好。李勇是艾滋病研究的博士后，世界中医药学会联合会艾滋病专业委员会秘书长，负责当地的中医艾滋病治疗项目。

陈阿婆做胆囊切除手术时，被发现感染了艾滋病。在村里，艾滋病就等于不治之症。陈阿婆胆囊手术做完，连路都走不了。一听说陈阿婆感染了艾滋病，几乎再没人登她的门，甚至连儿媳妇都不让孩子上门。陈阿婆一个人生活不能自理，精神几近崩溃。

在她最绝望的时候，正逢中医治疗艾滋病临床项目在当地招募试验者。这是"十一五"传染病重大专项"中医药干预艾滋病免疫重建综合研究项目"，是目前中医药防治艾滋病领域唯一一个资金超过 3000 万元的项目。

儿子用轮椅把陈阿婆推到项目组。一系列化验程序走下来，陈阿婆符合条件，顺利入组，成为一名志愿者，开始免费接受中医治疗，每天 8 袋药放在一起冲水喝。吃完一个月药，把喝过的药袋交回来，告诉工作人员她的编号，再领下一个月的药。除了领药，陈阿婆还能领到 100 多元的误工和交通补助。

吃了 3 个月的药，陈阿婆已经不用坐轮椅了，在家里能做饭、洗衣，还能下地干活，养鸡种菜。陈阿婆逢人便讲，她这个孤老婆子没病了。

20 世纪 90 年代，何大一教授发明了"鸡尾酒疗法"。在治疗过程中，艾滋病患者的病毒载量以对数级下降。当时一些专家乐观地估计，人类在 5 年内攻克艾滋病。然而，一些艾滋病患者在接受治疗的过程中，发现药物毒副作用太大，在杀死艾滋病病毒的同时，体内的其他细胞也未能幸免。最可怕的是有些病毒藏起来，抗病毒的药物无法消除，会出现更凶险的病症。

中国中医科学院广安门医院院长王阶教授是中医药防治艾滋病综合研究项目负责人，在 20 世纪 90 年代就曾发表 10 多篇中医治疗艾滋病的论文。他说，根据发病过程和临床特征，艾滋病属于中医"疫病""伏气瘟病""虚劳""五劳损伤"等范畴。运用中药扶正等方法，研发具有多靶点、双向调节作用的中药复方制剂，临床研究初步证实中医药治疗对艾滋病患者免疫重建有较好的促进作用。

有人用"矛"和"盾"来比喻中医和西医治疗艾滋病的不同。中国中医科学院艾滋病研究室常务副主任王健说，西医治疗艾滋病是减少艾滋病病毒的数量，相当于让进攻的"矛"变钝；而中医提高人体自身的免疫力，让防御的"盾"变坚实。

据统计，中医药治疗艾滋病试点项目覆盖范围、受益人数逐年上升，从2004年最初的5个省扩大到19个省，救治的患者数量从最初的2300多人上升至17110人。中央财政累计投入约2.2亿元。

中医如何治疗艾滋病

艾滋病病毒破坏了人体的免疫系统，中医治疗策略是扶正祛邪、攻补兼施，从而达到免疫重建的目的。

汤艳莉，北京中医药大学中西医结合专业的博士，她的导师是王阶教授。学了将近10年的中医后，她跟随导师加入了中药治疗项目的课题研究。她负责广西柳州市、云南文山壮族苗族自治州的项目联络工作。

在项目点，汤艳莉特别受患者的欢迎。她和这些艾滋病患者"亲密接触"，不戴口罩问诊患者，不戴手套为患者切脉，用手直接摸患者的淋巴是否肿大。她到过很多患者的家，给他们带去米、面、油、牛奶等日用品，患者都把她当朋友。

汤艳莉受欢迎，不单是她不歧视患者，更关键的是汤药好，治疗疾病能见效。

中医究竟用的是什么方子？王阶道出了其中的秘密：艾滋

病的全称是获得性免疫缺陷综合征。艾滋病病毒破坏了人体的免疫系统。扶正和补益，是中医治疗艾滋病两种通用的方法。他把艾滋病患者分为：正虚邪伏型、正虚毒盛型和正虚邪潜型。不同的类型运用不同的方法。有的用扶正解毒，清解伏邪；有的用祛邪解毒，扶正固本；还有的用固本培元，从而达到免疫重建的目的。

中医对艾滋病患者分型是否科学？王阶说，对患者分型只是运用了中医的术语，划分的标准依然是世界卫生组织的统一标准。比如正虚邪伏型，HIV抗体阳性，符合临床Ⅰ期无症状期、Ⅱ期轻度症状期诊断标准，CD4计数大于350个/毫升。而正虚毒盛型，是HIV抗体阳性，符合临床Ⅲ期中度疾病期诊断标准，CD4计数小于等于350个/毫升。

通过20年的临床治疗，王阶认为，中医治疗艾滋病的切入点更加清晰，对于艾滋病患者有"三个能治"：能治未达到鸡尾酒疗法治疗标准的HIV感染者；能治鸡尾酒疗法治疗后免疫功能重建不全的患者；能治鸡尾酒疗法引起毒副作用、耐药以及机会性感染等的患者。

北京协和医院李太生教授认为，中医药在感染早期的治疗、免疫功能重建失败的治疗、病毒储存库的清除策略这三方面将大有所为，中医药免疫重建方面应用前景广阔。

中医"治未病"的理念也应用在艾滋病的治疗过程中。王阶表示，中医药治疗艾滋病，在无症状期就可以介入。无症状期是指未出现艾滋病的典型特征，还不具备临床治疗指标。中医通过望、闻、问、切，进而制定相应的治则和治法。经过辨证论治，使机体达到一种阴阳平衡的和谐状态，从而阻止或延缓病情的发展，实现延长无症状期、延长感染者发展为艾滋病患者的时间，达到延长病人生命的目的。

从 1990 年开始，中医药治疗艾滋病被列入"八五""九五""十五"科技攻关计划，从事中医药治疗艾滋病的机构和队伍逐步增加，包括 46 家临床与科研单位、36 家传染病院和研究所、13 家大学。建立起一支覆盖全国 19 个省市的中医艾滋病临床与基础研究队伍，直接参与人员近 1000 人。

疗效标准谁说了算

除了国际通行的"金标准"外，还应建立一套符合中医特色的疗效评价标准，关注患者主观感受和生活质量的改善。

在云南文山，20 岁的小丽年轻漂亮，白皙的脸庞上透出了红色。她参加了中医治疗艾滋病临床项目后，感觉身体好多了，还一下子找来 6 名年轻人。6 个月的临床试验项目结束了，但病人们还要求"继续吃药"。

某男，陕西西安人，30 多岁，每月坐着飞机来领药。项目结束后，他一直缠着李勇医生，说什么也要让他想办法。李勇只好给他开处方，每次开一个月的药。

能吃能睡，能下地干活，原先咳嗽的不咳嗽了，原先乏力、体虚的感觉自己精神多了。老百姓体征的改善，生活质量的提高，算不算疗效？

王阶说，中医治的是"人"，在治疗过程中讲究"辨证论治"，是针对患者的"证"来进行治疗，通过吃药来改善患者的体征，关注患者的主观感受，关注患者生活质量的改善。

艾滋病病毒载量下降，CD4 细胞数目上升，中医究竟能不能用国际上通行的"金标准"来衡量？

为了获得国际专家认可，多名美国知名艾滋病学专家被聘请为课题组顾问，对课题方案设计、临床实施等进行咨询指

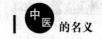

导。项目研究采用多中心、随机、双盲、安慰剂对照临床试验，遵循循证医学的原则，引入第三方监理机构，聘请检测公司进行室间质控。

王阶带领的课题组发现，对已接受鸡尾酒疗法治疗的患者，疗后 6 个月治疗组免疫重建有效率（34.48%）显著优于对照组（21.37%），并能改善乏力、肌肉关节痛、皮肤瘙痒和气短等部分主要临床症状；对无症状期患者，疗后 6 月，治疗组免疫重建有效率 43.8%，显著优于对照组 18.2%，并可改善腹泻、纳呆等症状。临床研究证明，中医免疫治疗能够增加纯真 T 细胞个数，促进免疫重建，提高生存质量。

2009 年底，通过对 8946 例艾滋病感染者和患者累计治疗 4 年的数据分析表明：中医药可以改善发热、乏力、气短、腹泻、皮疹等症状；单用中医治疗 HIV 感染者，可使 CD4 计数下降幅度减慢，平均每年下降 12 个 / 毫升，低于 CD4 每年平均自然下降数 30~50 个 / 毫升；中西医合用的艾滋病患者 CD4 计数平均每年上升 15 个 / 毫升。

最近，"中医药干预艾滋病免疫重建综合研究项目"形成艾滋病感染者和患者免疫重建中医综合治疗预案，包括诊断、治疗、疗效评价等内容。

临床研究提示，中医药可以全程作用于艾滋病感染者和患者，升高 CD4 细胞，提高免疫功能；联合鸡尾酒疗法可以增效减毒，减少胃肠道等反应；鸡尾酒疗法后，低病毒载量低免疫状态患者可以增强免疫功能，改善生存质量，提高鸡尾酒疗法有效率，促进免疫重建。在当前治疗现状下，鸡尾酒疗法后的中医药干预是理想的介入时间节点。

王阶表示，中医治疗艾滋病，免疫重建已取得初步成效，今后将会发挥出更加独特的作用。

莫让防病受冷落

> 从"管病"到"管人"，从"治已病"到"治未
> 病"，尽管一字之差，却蕴涵着深刻的变革。中医
> "治未病"不仅费用低廉，而且效果独特，对于促进
> 全民健康具有不可替代的作用。

金银花、大青叶、薄荷、生甘草，四味常用中药，开水浸
泡后含漱或代茶饮，这是北京最近公布的中医药"预防流感漱
饮方"，每人每天仅需1元钱。然而，方子虽好，却没利润，很
多医院不愿卖。此事虽小，却暴露了中医防病受冷落的状况。

目前，国家中医药管理局共确定了46家中医院开展"治
未病"试点。但是，中医院面临的最大尴尬是，要靠西医西药
来养活自己。"治已病"尚难生存，更不用说"治未病"了。

"圣人不治已病治未病"，这是《黄帝内经》的一句名言。
中医"治未病"的预防医学思想，包括未病先防、既病防变和
愈后防复。但在现代社会，"治未病"的医学思想逐渐被淡
化。随着医学模式的转变和健康观念的变化，人们逐渐认识到
单纯治疗已病是远远不够的。1996年世界卫生组织在《迎接
21世纪挑战》报告中指出："21世纪的医学，不应继续以疾
病为主要研究对象，而应以人类健康作为医学研究的主要方
向。"从"管病"到"管人"，从"治已病"到"治未病"，尽
管一字之差，却蕴涵着深刻的变革。

健康与疾病之间并没有一个截然的界限，存在一个"第三状态"——亚健康状态。事实上，体内已开始发生某些异常变化，但病象尚未显露，或虽有少数临床表现，却不足以据此确诊病症。西医的方法，无法达到《淮南子》所说的："良医者，常治无病之病，故无病"。而真正到"病入膏肓"的时候，连扁鹊也无回天之力。

一项研究显示，在预防上投入1元钱，相当于在治疗上投入8元钱。从长远看，坚持预防为主的方针，可以大幅降低国家的医疗费用支出，提高国民健康水平。目前，我国已进入老龄化社会，慢性病呈持续快速上升趋势。而中医"治未病"不仅费用低廉，而且效果独特，对于促进全民健康具有不可替代的作用。因此，在新医改中，各级政府应把扶持中医药发展放在重要战略位置，加大投入力度，给予政策倾斜，充分发挥中医药的预防保健特色优势，推动中医药进乡村、进社区、进家庭，让中医药为人类健康作出新的贡献。

对付禽流感，我们准备好了吗

中医对付疾病的思维是"和平模式"。"扶正固本"，只有提高人体自身的免疫能力，疾病侵入的机会才可能降低。因中医药的存在，中华民族有了战胜疾病的"两手"，中国新型流感惊动世界！

2013年4月2日，江苏省卫生厅通报，江苏省确诊4例

H7N9 禽流感病例。加上之前上海和安徽的 3 例，全国共达 7 例，其中上海 2 例死亡。这是首次发现人类感染 H7N9 禽流感病毒的实例，让全球医学界多了一份担心。恐怖的大流感会不会出现？

从甲流 H1N1 到高致病性禽流感 H5N1，再到新型流感 H7N9，庞大而复杂的流感病毒家族不时通过变异推陈出新，威胁人类的生命安全。对于 H7N9 流感新病毒，人类还知之甚少。

人类对任何新病毒都不可能掉以轻心，更何况是"要命"的病毒。对付病毒，我们一直沿袭西医的"对抗模式"，消灭病毒，置病毒于"死地"。通过不断发展的医学力量，把威胁人类健康的病毒杀死，希望将现实生活中的疾病完全赶走。

道高一尺，魔高一丈。人类在研究不同的办法对付病毒时，"比人类更智慧的病毒"也在不断地寻找生存的方法。病毒会不断地变异，改头换面再次来袭。1957 年"亚洲流感"爆发，人体中的 H1N1 病毒被 H2N2 病毒取代。1968 年香港爆发流感，人体中的 H2N2 病毒被 H3N2 亚型流感病毒取代。在人和病毒之间，存在着一场不断升级的"军备竞赛"。究竟鹿死谁手，科学家也不敢打保票。但有一点是肯定的，那就是，抗病毒药物的研发，跟不上病毒变异的速度。

每次疫情来袭，人们总会问一个相同的问题，有没有疫苗？而疫苗的研制经常会遇到这样的尴尬，总是比病毒慢半拍。尽管科研人员与时间赛跑，变异的病毒还是经常打得我们措手不及。就拿流感病毒来说，H 型分为 15 个亚型，N 型分为 9 个亚型，两者结合起来就有 135 个亚型。对付不同的流感，需要研发不同的疫苗。更为尴尬的是，投入巨资研发疫苗，疫情过去了，疫苗还没研制成功。非典疫苗研发，就是最好的例证。

医学是对付疾病的终极武器吗？重新审视人类与病毒交往

的千年历史，西医对付疾病的思维是"对抗模式"，但病毒斩不尽、杀不绝，超级细菌、耐多药病毒的出现，可能打得我们无还手之力，甚至失去最后的救命稻草。

实际上，对付疾病的方法，需要借鉴传统古老中医的智慧。中医对付疾病的思维是"和平模式"。中医的主导思想是平衡调节与扶正祛邪，通过调节人体自身的免疫力，使体内失衡的状态恢复平衡。"扶正固本"，只有提高人体自身的免疫能力，疾病侵入的机会才可能降低。因中医药的存在，中华民族有了战胜疾病的"两手"，这也是中医药仍保持着强大生命力的原因。

恩格斯曾警告说"不要过分陶醉于我们对自然界的胜利。对于每一次这样的胜利，自然界都报复了我们。"从长远说，人类不是要和病毒斗个你死我活，而是要共同存活。但在当下，新型禽流感来了，我们准备好了吗？

中医治莫斯靠谱吗

中医不能因治病机理似乎说不清、道不明，就被弃为糟粕。要从体制机制上保障中医发展，建立中医参与疫情防控的制度化渠道。

近期，韩国暴发中东呼吸综合征（莫斯），我国发生输入性病例的风险增加。

当人类费力找到一种对付病毒的新药后，聪明的病毒又通过变异，将人类轻易地甩在身后。在这场没有硝烟的战斗中，人类往往是"慢半拍"。近30年来，全球新发现的传染病有40余种，如SARS、H1N1甲流、H5N1禽流感、H7N9禽流感，人类社会正面临着新旧传染病的双重威胁，与传染病的较量进入了一个新阶段。对于新发传染病，人类在预防上没有疫苗可用，在治疗上也没有特效药，西医的"战争模式"似乎遇到新挑战。

那么，用中医的"和平模式"应对新发传染病靠谱吗？西医认为，对付病毒的方法是置病毒于"死地"，最终要了病毒的"命"，而中药并不能杀死病毒，怎么能治病？其实，中医治疗传染病，有点像现代医学防控传染病，即切断传播途径。不管病毒是什么类型，也不管病毒如何变异，中医不是用杀灭病毒的对抗方法，而是用调整体内平衡的调和之法，调整人体内的湿、寒、热，改变人体内环境，切断由"因"到"果"的通道，达到防治疾病的目的。例如，夏天用来治疗腹泻的藿香正气水，在实验中其实是大肠杆菌的良好培养基。而一旦进入人体，它会改变人体内湿热的环境，反而会抑制大肠杆菌的生长。这就是《黄帝内经》所说的："正气存内，邪不可干。"中医药独特的治疗理念，克服了单纯抗生素治疗的不足和后遗症，凸现了中医药优势和特色。

当然，中医治疗新发传染病，并不是一件容易的事情。清代著名温病学家薛雪说："凡大疫之年，多有难识之症，医者绝无把握，方药杂投，夭枉不少。"毕竟，中医典籍上没有记载，中医也没有接触过类似病例，遭受质疑是情理中的事。近年来，中医临床疗效下滑，一个重要原因是中医思维西化，不坚持中医的原创思维。1956年，全国暴发乙型脑炎，老中医蒲辅周拟出重用性味辛寒的石膏的处方，在全国推广使用，疫情很快得到控制。1958年全国再度出现乙脑流行，用该方却收效甚微，蒲老指出须重用性味苦燥的苍术。调整处方后，再次取得了神奇的疗效，显示了中医的威力。坚守中医的本色，辨天、辨人、辨病证三者结合起来，方能取得更好的临床疗效。

中医是中华民族的瑰宝，不能因治病机理似乎说不清、道不明，就被弃为糟粕。《传染病防治法》规定，支持和鼓励中医药等传统医学开展传染病防治的科学研究。因此，要从体制机制上保障中医发展，建立中医参与疫情防控的制度化渠道。面对莫斯，中医不应袖手旁观，而应大显身手、大有作为。

补身子，别补"偏"了

> 滋补中药，用在需要的人身上就是补品，用在不需要的人身上就是"毒药"。

2010年春节前，老家邻居的儿子为父母花高价带回一大堆进补的中药。老两口奉为至宝，把羊肉和人参、鹿茸、雪莲等放在一起炖着吃。谁知没多久，他们患了一种说不清的病，上北京大医院来治疗，花费不菲。孝顺的儿子后悔不迭：不进补还好好的，进补却补出一身病来！

如今，人们越来越重视健康，讲究养生保健。但有些人过分迷信药补，反受其害。目前，我国滥补中药的现象严重。很多人误以为中药药性平和、无毒副作用，有病治病，无病健身。其实，中药进补也要讲科学，不能滥用，不可乱来，否则既花了钱，又伤了身。不合理使用中药进补，往往适得其反。

俗话说，是药三分毒。中医理论认为，中药的"毒"是指有偏性的东西。在临床上，中医是用药物的偏性来纠正身体的偏性。如果吃补药使身体产生不平衡的话，就是补"偏"了。拿人参来说，它有很强的补气作用，可以补虚养气，但如果给年轻人吃，他本来身体里面火力就很旺，吃了人参往往流鼻血。滋补中药，用在需要的人身上就是补品，用在不需要的人身上就是"毒药"。中医非常讲究平衡，人体既有不足的一面，需要补，也有亢盛的一面，需要抑制。如果补得太过了，就会适得其反，破坏平衡，营养过剩，也可能产生疾病。

中药养生，重在补虚。对于无病也不虚的人，根本不需使用药物，他们的养生以非药物为主。中医强调进补的原则是"虚则补之"。不是虚症患者是不能吃补药的。而虚症又分阴虚、阳虚、气虚、血虚等，对症服药才能补益身体。不分虚实诸症，乱用补药，只能越补越糟。中药滋补大忌就是不辨体质随意进补，盲目跟风。

事实上，虚弱的体质并不会因为"进补"而好转。合理药补，先问脾胃。由于脾胃被药塞满了，运化出了问题，虚不受补。中医常说，脾胃为后天之本。人体功能的兴衰都与脾胃密切相关。无论食补、药补，人体都必须经过脾胃吸收才能利用。胃口不好，将导致体虚还不能进补的恶性循环。

有人形容健康人体状态就像走得很准的钟表，没有必要人为地干预它的运行，切不可做那些"无病吃药，花钱买病"的傻事。正如北京中医药大学副教授曲黎敏所说的那样："不要整天想着吃鱼翅、燕窝去补，还不如先出去跑10圈，让气血流动起来，经脉都通畅了，吃窝窝头都补。这才是正确的'补'的原则。"

乱讲养生糟蹋中医

只信食疗加重病情

中医理论上讲"药食同源"是没错，但更重要的是辨证施治。

"每天 1 斤绿豆煮水喝，不但能治近视、糖尿病、高血压，还能治肿瘤；生吃长条茄子就等于吃降脂药，它不仅吸油，治疗血脂黏稠，也能治肿瘤……"按照这种说法，绿豆、白萝卜和生茄子等普通食材，都成了能治疑难病症的神丹妙药。

北京一位姓林的退休老人，每天都忙着煮绿豆水。她只喝绿豆水，不再吃降压药。无论子女怎么劝，老人就是不听。如今，越来越多的高血压、糖尿病人加入喝绿豆水的行列。

然而，记者从北京中医医院消化科了解到，近两个月以来，因为腹痛、身上发凉前来就诊的病人增加。据医生介绍，起初有病人描述病因时称，是近期大量饮用绿豆汤，医生还并未在意，但此后以同样原因就诊的病人增多。医生询问后得知，病人都称是听信了一些养生宣传。

北京中医药大学教授王琦认为，在中医理论中，绿豆是凉性的，而中医将人体分为偏寒、偏热等 9 种体质。内热的人，服用绿豆汤固然适宜，但是对内寒体质的人，病情只会越吃越重。中医理论上讲"药食同源"是没错，但更重要的是辨证施治。不辨真伪地相信养生食疗的作用，轻者是延误了治疗，重者是加重了病情。如此"食疗"，说轻了是误病，说重了是害人。

北京中医药大学东直门医院副院长刘清泉教授认为，食疗固然可以帮助恢复健康，但它只能是一种辅助治疗的手段。生病之后仅靠食疗，就想把疾病治好，没有任何科学依据。

中华中医药学会学术顾问和科普分会主任委员温长路教授说："医学家始终把药物治疗看作是防病治病的主要手段之一。当疾病袭来之时，及时求医、合理用药是我们必须遵循的原则。失去有利的治疗时机，将对健康造成更大伤害。"

王琦指出，评价食物疗效不应拿个案说事，也许一些方法对某个人或者某几个人有效，但这种效果也可能与那些人的生活习惯、饮食起居等客观因素有关。个案并不能代表整体，否则是对患者健康的不负责任。

外行比内行更胆大

过分夸大某种食物的某种效果，是对中医的曲解和亵渎。

杭州陈先生的女儿今年 26 岁，110 多斤，老是说要减肥。在电视上，一位养生节目嘉宾说："要减肥就吃生茄子。"于是，她就开始吃生茄子，虽然很难吃，但为了减肥，她坚持吃了一个星期，每天至少 2 根。结果是这些天吃下来，胃一直很难受，体重却一点都没轻，还经常拉肚子。

温长路说，养生书籍大多打着中医的旗号，但能够反映中医特色的不多。讲养生、写养生，外行比内行更胆大，对群众接受正确的预防保健知识产生了严重误导。

王琦认为，自然界中的食物，可以按"酸、甜、苦、辣、咸"来分类。《黄帝内经》中讲"谨合五味"。想达到营养的平衡，在膳食结构上要包含"五味"。"五味虽喜，各归其功"。不同类的食物，"五味"就是个平衡点。如果像有些养生理论

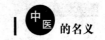

宣扬的那样，只吃少数几种食物，没病的人也会变成病人。

温长路认为，作为食养，中医提倡的是"五谷为养，五果为助，五畜为益，五菜为充，气味合而服之，以补精益气"，从来不提倡特别饮食和偏食某种饮食。一些养生宣传中过分夸大某种食物的某种效果，是对中医的曲解。

养生宣传的目的，是帮助公众建立正确的生活方式，是"授之以渔"，不是"授之以鱼"。温长路认为，中国传统的养生观是"以顺为养"，就是随心、随意、随时、随缘，不能有"刻意"的成分。乱讲养生术，只能给社会造成不良影响。

治疗养生不可等同

养生怪论与中医基本理论脱节，给中医发展带来负面影响。

有一种养生说法认为："肝是绿色的，吃绿豆。心是红色的，吃红小豆。脾是黄色的，吃黄豆。肺是白色的，吃芸豆。肾是黑色的，吃黑豆。"人体器官是什么颜色，就吃什么颜色的豆来补充营养。如此荒唐的说法，被网友们戏称为"豆你玩"。

还有一种养生说法认为，呼吸系统疾病，症在肺上，病在肝上。像哮喘、鼻炎、肺炎等呼吸系统的病，都是由肝的问题引发的。

王琦说："这些养生怪论与中医基本理论脱节，有的甚至是猎奇和哗众取宠，给中医发展带来了负面影响。"中医认为，一个咳嗽病人，可以由肺热引起、由肺气不足引起、由肝热引起、由肾虚引起，因此，"五脏皆令人咳，非独肺也"。

王琦认为，中医将医生分为上工、中工、下工。上工治未病、中工治欲病、下工治已病。未病、欲病和已病，三者的内容截然不同。某些"养生专家"错误地把治疗和养生等同起来，把已病的人当成未病或是欲病的人。混淆这些中医固有的概念，最终损害的是中医形象，影响的是中医发展。

中医药国情调研组执行组组长陈其广教授认为，把自己编造的养生理论，披上中医的外衣欺骗公众，这是糟蹋中医的声誉。

温长路建议，卫生部门应成立国家级的健康科普专家团队，从学术角度对养生类书籍和节目加以审查。现在的养生科普十分混乱，需要下大力气整顿。

王琦说，中医科普不是个人的事，而是关系国民健康素质的大事。今后，有关部门对于养生保健类图书出版，必须设定门槛和准入条件。一是审核作者是否具有医学专业背景，二是审核作者的观点是否有循证医学证据。他呼吁，必须打击那些打着中医旗号招摇撞骗的所谓"专家"，保护中医事业健康发展。

养生专家，资质谁来查

缺失"准入"门槛。缺乏监管部门，缺乏监管法规，养生领域成为三不管的真空地带。不能拿百姓的健康和生命开玩笑，政府部门切实担负起维护百姓健康权益的职责。

一不卖自己的药，二不卖保健品，只告诉民众去买绿豆、长茄子、黑豆、白萝卜，"吃出来的病吃回去"。尽管号称"京城最贵的医生"，但张悟本的看家"四宝"没有一个不是食物，他只进行食疗。

"因为我不是看病，我只是咨询，何来的执业医师之说？

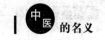

我也不用药，何来的处方权一说？"聪明的张悟本规避了医政部门对其监管的风险。

借用网上一句流行的话"哥开的不是药，是食物"。回避了行医资质问题，张悟本避免了胡万林、刘太医、林光常、李培刚的某些失误。像张悟本这样的"养生专家"究竟谁来管？

"有照行医，无照养生。"在行医开诊所方面，卫生部门把关。医疗行为被称为"早一步"。如果是没有资质的医疗行为，治病时容易出事故甚至出人命。而养生之道，被称为"晚一步"，即使是养生方法有什么错误，当时也不会出什么事故，更不会出人命。这让所谓的"养生专家"有了可乘之机。再加在政府监管方面，缺失准入门槛。缺乏监管部门，缺乏监管法规，养生领域成为三不管的真空地带。

养生专家资质谁来查？养生专家鱼龙混杂、泥沙俱下，鸡一嘴、鸭一嘴，养生节目泛滥，观点打架，常有颠覆常识的怪论，老百姓想辨别真假很难。

医术是仁术，行医之人主张"德行天下"。一些假专家打着"养生"旗号，干着"行医"之实，拿百姓的健康和生命开玩笑，政府部门该出手时必须出手，切实担负起维护百姓健康权益的职责。

当好自己的"保健医"

当一位中医不容易，但学点中医知识并不难，不少人靠自学掌握了拔罐、刮痧、针灸等基本技能，守护家人的健康。如果说健康中国是一座金字塔，国民健康素养就是塔基。

最近，学化学出身的李宁先学中医自救故事在网上热传。他因患心脏病久医无效，走投无路，曾几次被医院下了病危通知书。于是，年过花甲的李宁先在病床上开始自学中医，经过10多年的学习，不仅自己痊愈了，还治好了妻子的顽疾，如今成了"铁杆中医粉"。

李宁先是一个自学中医的典型。他给自己当医生，牢牢掌握健康主动权。触动李宁先学中医的最初动因很简单，他在医院病房看到，一位小学文化的老人学中医，把自己女婿的绝症治好了。作为教授，李宁先觉得自己也能看书学会中医。相对西医来说，中医学习门槛更低，不依赖大型设备、不受场所限制，其简、便、验、廉的特点，容易让老百姓掌握。因此，当一位中医不容易，但学点中医知识并不难，不少人靠自学掌握了拔罐、刮痧、针灸等基本技能，成为自己和家人的"保健医"。

"最好的医生是自己。"这并不是说每个人都要学成医生，而是说要掌握一点防病的知识。衣服破个口子，再好的裁缝也会留下痕迹，生病也一样。倘若真到病入膏肓时，连神医也无回天之力。防病知识，并不高深，也不难学，却容易被公众忽略。以洗手为例，俗话说"病从口入"，人的一只手上大约沾有40多万个细菌。感染性腹泻、急性呼吸道传染病等20~30种疾病都能经手传播。调查显示，中国居民正确洗手率仅为4%。正确有效的洗手方法可以将皮肤上60%~90%的微生物清除，若结合刷洗，微生物清除率可达90%~98%，从而有效降低传染疾病的发病率。学会防病，就是让关口前移，让自己不生病。

时下，很多人不愿意学习医学知识，有病就上医院，希望请最好的医生、用最好的药物，以为这样就进"保险箱"了。其实，医疗不是万能的。尽管现代医学技术发展一日千里，但医疗在影响健康的因素中所占比重仅为 8%，人的健康 60% 取决于个人行为和生活方式。健康不仅是指身体的强健，还是指生理、心理以及社会适应的和谐状态。中医养生，注重身心同养，讲究"调神""养性"。《黄帝内经·素问》说："是以志闲而少欲，心安而不惧，形劳而不倦，气从以顺，各从其欲，皆得所愿。"健康不仅需要医疗的"小处方"，还需要饮食、运动等 "大处方"。一个人要想健康，不是有病乱投医，而是从日常琐事做起，对不健康的生活习惯进行校正，让饮食起居更加规律，使身体不偏离健康轨道。

做好自己健康的第一责任人，离不开健康素养的提升。"喝浓茶当心心脏病""吃蜂蜜有毒副作用"……在生活中，老百姓常常会收到很多健康信息，"乱花渐欲迷人眼"。国家卫计委发布的数据显示，2014 年我国居民健康素养水平为 9.79%，整体水平偏低。这就不难理解，"京城名医""健康教母"为何有市场、那么多人为何上当受骗。如果不多学点医学知识，很容易被各种养生骗子忽悠，甚至人财两空。因此，提高健康素养应成为每个人的必修课，要避免行而不知，杜绝不知而行，力求知行合一。

习近平总书记在全国卫生与健康大会上强调，提升全民健康素养。如果说健康中国是一座金字塔，国民健康素养就是塔基。任何疾病只要预防和保养在先，发病的几率就会降低，甚至可以避免和化解。疾病一旦发生，治疗成本远远大于预防成本。预防胜于治疗，健康在于预防。只有当好自己的"保健医"，才能不得病、少得病、晚得病、不得大病。每个人都健康了，整个国家的健康基石就夯实了。

让中医药成为健康生活必需品

右脚跨前一步，成右弓步，右掌变握拳翻腕上抬，拳心朝上停于面前。伴随着悠扬的音乐声，两名身穿黄色练功服的女士正表演中医易筋经，一招一式，气定神闲，吸引着前来参会第九届全球健康促进大会的代表关注的目光。

中医药是中华民族的瑰宝。在 2016 年的健康促进大会中国国家日，论坛设立中医药促进人类健康主题论坛，让各国代表了解中医药、认识中医药、感受中医药。

"昨天是中国二十四节气之一的小雪。小雪表示天气逐渐变冷而转入严冬。"国家卫计委副主任、国家中医药管理局局长王国强做主旨发言，他一上场就从节气养生讲起：中国的老百姓就会在此时做好御寒保暖，进食温补食材，增强抵抗力，防止感冒等疾病的发生。这是中国民众在日常生活中运用中医药促进健康的生动实践。

这一番描述引起了以南非卫生部长卫生部总司长 Precious Matsoso 为代表的国外卫生界人士的羡慕，她说，像中国的针灸等中医服务，在很多国家特别是在非洲有着很大的受众，对中医药的需求越来越多。

近年来，世界上对于传统医药的需求现在越来越大。世界卫生组织传统医学与补充医学处处长张奇提供了一组数据：超过 1 亿的欧洲人使用传统医药，其中 1/5 的人会选择传统医药进行定期的养生保健。澳大利亚将近 70%的受访者至少选择了一种补充和替代医疗方法。为此，2013 年，世界卫生组织

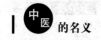

制定了传统医药的战略目标，未来 10 年的发展战略，要挖掘传统与补充医学对卫生保健的潜力。

"中医虽然古老，但是它的很多理念并不落后，它发现的很多古代药物直到今天仍然具有生命力。"中国中医科学院院长张伯礼院士说。

慢性病被称为现代生活方式病，是当代医学面临的最大的挑战。中国工程院院士陈凯先说，以治病为主要目标的医学模式，并不能遏制慢性病增长的趋势。不去寻找致病的原因，只能是扬汤止沸，无法实现釜底抽薪。慢性病发病的原因不是由于生物学的因素，必须要对医学目的做根本性调整，吸取和发扬传统医学的优势已经成为当代医学发展的潮流。

从"治人的病"转向"治病的人"，从重视疾病转向重视生存质量，从重视躯体健康转到重视人的心理失衡。

上海市长宁区区长顾洪辉谈起健康的"秘笈"——治未病。长宁区是上海地理位置最优越的城区之一，区域内拥有亚太第一的虹桥综合交通枢纽。全区户籍人口平均期望寿命达到84.01 岁，高于上海市平均水平 1.3 岁。

让中医药成为健康生活的必需品。不同的季节要有不同的养生方法，要适应四时，调理自己的情绪，调理自己的饮食，健身运动调整经络。

王国强说："中医药是关注生命全周期、健康全过程的健康医学。过去，中医药曾经为中华民族的繁衍昌盛发挥了不可磨灭的作用；今后中医药将继续为维护中华民族的健康发挥不可替代的作用。"

第六章 国际篇

为全球健康提供"中国处方"

WEIQUANQIUJIANKANGTIGONGZHONGGUOCHUFANG

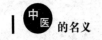

中药进美国医院，就差一步了

2010 年 8 月 8 日清晨，在天士力集团厂区，"现代中医药国际化开篇"碑文揭幕。日前，该公司出品的中成药复方丹参滴丸通过了美国食品与药品监督管理局（以下简称 FDA）Ⅱ期临床试验，并开始进行Ⅲ期临床研究。卫生部副部长、国家中医药管理局局长王国强表示，这意味着中国中成药的安全性和有效性以及质量控制标准第一次得到了全球最严格的药监机构 FDA 的认可。

突破性成功的背景是：中药迄今都只是以原料、保健品、食品、提取物等非药品的身份出口，从未"堂堂正正"地走出国门。中药走出去，为啥这么难？

中药多年闯欧美，竟无一种算药品

在 2013 年 6 月召开的"现代中药国际化产学研联盟启动暨复方丹参滴丸美国 FDA Ⅱ期临床试验结果报告会"上，国家人口计生委副主任赵白鸽的出现让许多人颇感意外。

14 年前，她作为国家科技部的官员，与 10 多家中药企业一道开始申请美国 FDA 临床试验。可是，路途曲折。中医药国际化战略始于"九五"期间。当时提出了要实现 2~3 个中成药正式进入西方主流医药市场的目标。然而，"十五"过去了、"十一五"即将结束，中药始终没走出去。当听说复方丹参滴丸通过美国 FDA Ⅱ期临床试验，赵白鸽说，一定要来发言，表达她激动的心情。

记者从国家中医药管理局获悉，中医药已传播到世界上160 多个国家和地区，目前在世界上从事中医医疗服务的人员已达 30 多万人，中药出口已达 14.6 亿美元。但一直以来，尚没有一种中药产品在欧美国家以药品身份注册，无法进入药店和医院销售。

对于中药企业来说，以"药品"这一名正言顺的身份进入欧美市场，一直都是诸多中国中药企业的目标。但大多都败在征途中。

比如，第一家进入美国股市的中药制药企业——贵州同济堂，曾经被国人寄予厚望，但在 2008 年 4 月，海外上市后才一年，同济堂即进行"退市"的尝试，FDA 临床验证之事，不了了之。2001 年，美国 FDA 批准抗癌中药康莱特在美国进入临床试验，成功通过一期，然而，正式启动二期临床试验项目后，却因资金问题搁浅。

到目前为止，复方丹参滴丸单兵独进，走得最远。天士力集团董事长闫希军介绍说，历时 3 年的复方丹参滴丸Ⅱ期试验在美国 15 个临床试验中心完成，世界最严格的临床研究证明了其安全性及有效性。

标准、资金与市场，关关都是拦路虎

中医药进入西方医药主流市场，通过美国 FDA 审批是主要通道之一。那么，审批为何这么难？

美国 FDA 规定，候选药物需要通过三期临床试验才可能被批准上市。一期临床试验历时大约一年，主要着眼于候选药物的安全性。二期临床试验平均历时 2 至 3 年，主要致力于研究候选药物对目标疾病的有效性。三期临床试验一般历时 2 至 4 年，试验内容是在全世界范围内征集志愿者，核准早期试验结果，以便研究人员能建立更大的有关候选药物安全性和有效性的信息数据库。

"最难的地方在于，中药大多数是复方的，有效成分特别多，很难像西药那样解释清楚到底是哪种化学物质在起作用。但 FDA 验证的规定要求你必须说清楚。"天士力集团副总裁孙鹤介绍说。

天津中医药大学校长、中国工程院院士张伯礼说："梳理中药在国际化过程中遇到的困难，一个很大的问题就是中药的研制生产标准与国际上有差距。一方面我们不太熟悉国外的标准，另一方面我们要提高自己的技术标准。"

中国中药协会会长房书亭介绍说，中药走出去要过"三道关"。第一道关是"标准关"。高门槛的技术壁垒和绿色贸易壁垒给中药产品进入国际市场设置了巨大的屏障。第二道关是资金关。药品申报 FDA 必须通过审查、论证，最长需耗时 8~12 年，通常花费高达 3 亿 ~5 亿美元。第三道关是市场关。一个中药走出去了，如果得不到市场的认可，缺乏销售网络支持依然打不开局面。

统计显示，只有约 1/15 的候选药物能通过 FDA 的全部三期临床试验并最终与消费者见面。如此高的淘汰率，再加上临床试验的高额费用和时间漫长，令一些中医药企业只能在国内"游泳"，而无法"借船出海"走向国际市场。

曾任美国 FDA 计量临床药理学首席科学家和最高级别评审官的孙鹤表示，"企业在走向国际市场时，首先要把各个国家的药品法规作一个全面的了解，只有在充分了解这些法规程序的基础上，研究才能达到要求，符合规定。"

中药必须国际化，否则丧失话语权

在崇尚自然的今天，中药等天然药物市场发展前景好，已成为一块诱人的奶酪。近年来，一些国际跨国制药公司纷纷在中国投资设立相应研发机构。

房书亭认为，目前，这些公司采用天然植物药的研发思路，还没有涉足中药复方的研发，这与欧美法律对中药的认可程度有直接关系。但是法律法规一旦有所突破，跨国公司凭借其雄厚的经济实力和技术力量，将令国内中药研发机构和企业不得不在"家门口"迎接挑战。

这种忧虑在中医界早已引起共鸣。闫希军认为，中国中药企业不走出去，不去迎接国际化的挑战，不仅丧失技术、市场，甚至丧失对评审法规、行业标准的参与权、话语权。"中医药国际化是一个不可逆转的潮流。"

因此，近年来，由中国来制定中医药国际标准的呼声不绝于耳，行动也一刻未停。2009年，国际标准化组织中医药技术委员会落户上海。世界中医药联合会副主席黄建银表示，"在国际标准化组织体系下制定国际标准，有利于中医药在国际市场的推行。"

经过多年努力，许多专家认为，目前中药面临着新的国际环境和发展机遇。

孙鹤认为，美国 FDA 对植物药的大门已经打开，而且越开越大，理念越来越新，有的理念转变是难以想象的。

为了抓住新的战略机遇，我国中医药国际化开始"抱团出击"。日前，一个中医药世界联盟已然启动，该联盟由国家主

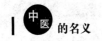

管部门指导，天士力集团牵头，首批成员包括北京大学、北京中医药大学等十余家单位，旨在集成研发、技术、人才、资金等要素资源，合力突破国际化过程中的制约瓶颈。

洋中药横行为哪般

中医药已传播到世界上 160 多个国家和地区，全球从事中医医疗服务的人员达 30 多万人，2009 年中药出口已达 14.6 亿美元。但直到今天，我国尚没有一种中药产品在欧美国家以药品身份注册，无法进入药店和医院销售。日前，中成药复方丹参滴丸通过了美国食品与药品监督管理局（FDA）Ⅱ期临床试验，并开始进行Ⅲ期临床研究。这意味着中成药第一次得到了全球最严格的药品监管机构认可。中药走出国门，究竟难在哪儿？如何让民族医药早日堂堂正正地走向世界？

搭上国际植物药贸易"快车"

中成药出口 13 年间仅实现不足 30% 的增长，扣除物价上涨和汇率因素，可能还是负增长。

据中国医药保健品进出口商会统计，上半年我国中药商品进出口额为 12.2 亿美元，同比增长 23.4%。其中，出口额为 9.1 亿美元，同比增加 26%。出口商品以植物提取物和中药饮片等原料类为主，该类商品占中药总出口额的 78.8%。而中成药出口额仅占出口总额的 12.9%，且同比涨幅也是各类商品中最小的，仅为 17.1%。中成药出口正面临着越来越多的困难，增长相对乏力。

近年来，国际上掀起"返璞归真"热潮，植物药贸易持续增加。据世界卫生组织统计，目前全球植物药市场规模约为 600 亿美元，但我国的中药出口却没搭上国际植物药贸易这趟"快车"。据海关统计，1996 年我国中成药出口额为 1.25 亿美元，2009 年出口额为 1.6 亿美元。业内人士认为，中成药出口 13 年间仅实现不足 30% 的增长，扣除物价上涨和汇率因素，可能还是负增长。

在世界中药市场，日本、韩国所占份额高达 80%~90%。日本中药制剂的生产原料 75% 从我国进口。这些国家从我国进口粗加工中药原料再进行精加工后，制成符合国际标准的片剂、胶囊等，高价行销全球。而我国中药制剂年出口额为 1 亿美元左右，只占世界的 3%~5%。

国家中医药管理局国际合作司吴振斗认为，日韩两国中药资源缺乏，每年至少需从我国进口中药材 5 万 ~6 万吨，但其制药工艺先进，中成药出口逐年增长。

由于出口原料价格偏低，我国中药出口额的增长，在很大程度上应归因于出口量的增多。不少企业竞相压价销售。1995 年银杏叶提取物的出口价为 500 美元 / 千克，但由于国内恶性竞争，出口价现已降至约 25 美元 / 千克。

中国中药协会会长房书亭介绍，东北的人参卖的却是萝卜的价。韩国的高丽参不以数量取胜，而以质优价高取胜，平均价格是我国的 13 倍。

近几年，我国中成药出口增长趋势已经放缓，而植物提取物、中药材等附加值低的原材料出口却增幅明显，这也就意味着消耗植物资源量的增多，并造成某些药用植物资源日渐减少。

中国医药保健品进出口商会副会长刘张林说，随着中医药在世界范围内的广泛传播和国内中药产业的快速发展，我国中药资源问题越来越突出，中药材的大量出口和无序采挖致使不少中药材已难见野生品种，如野山参已濒临灭绝，野生甘草、麻黄、肉苁蓉、天麻等药材迅速走向濒危。种种原因导致行业比较优势削弱，长远发展空间萎缩，市场竞争力下降。

中药缺乏真正的药物身份

民族医药瑰宝成了西方人的"摇钱树"，中药知识产权流失严重。

长期以来，我国的中药产品在国外申报药品批号十分困难，没有真正的药品身份。中国中医研究院柳长华教授认为："中药在对外贸易中存在的最大问题，就是国外对中药的不尊重。这些年来，我们的中成药一直在以食品、保健品的身份出口，被外国人贬损地使用，大多数西方国家不承认中药的药物身份。"

尽管我国的植物提取物出口额不断增长，但10年来我国在世界市场中的份额并没有获得实质性突破，一直在4%~5%之间徘徊。成都中医药大学药学院万德光教授认为，我国植物提取科技含量不足，产品附加值低。绝大多数厂家的主要产品仍然停留在粗提物阶段。低加工度、低附加值的中药原材料出口，占我国中药出口总量的60%左右。

中药知识产权保护意识不足，也妨碍了中药出口。近年来，我国中药秘方大量流失，商标在国外屡遭抢注。一些中药老字号如"王老吉""保济丸"等，都在海外遭到恶意抢注。刘张林认为，这对老字号中药企业走向海外造成了阻碍。

记者从国家知识产权局了解到，近年来，"洋中药"纷纷在我国境内抢注中药专利。2008 年申请 164 件，授权 33 件；2009 年申请 153 件，授权 60 件。同时，这些跨国医药集团还到世界各国申请中药专利。

中药是中华民族医药瑰宝，如今却成了西方人的"摇钱树"。据统计，我国已有 900 多种中药被国外企业抢先申请了专利。韩国人自 1992 年 4 月起陆续向世界多国专利局申请了牛黄清心液、牛黄清心微型胶囊和牛黄清心丸新处方组合物等发明专利，以新剂型、新工艺专利抢占了同仁堂的国内外市场。仅牛黄清心液这一品种的年产值就达 7000 万美元。日本无偿地开发了《伤寒杂病论》中的 210 个古方，使得日本"汉方制剂"蓬勃发展。日本生产的"救心丸"，是在我国"六神丸"基础上开发的，年销售额上亿美元。

目前，这种返销的"洋中药"占我国中药市场 1/3 的份额，我国每年要用超过 1 亿美元从日韩、东南亚、欧洲等地进口"洋中药"。西方国家利用其技术和资金优势，开始运用新的理论和方法研究中医药。一些发达国家凭借技术优势大力挖掘开发我国传统医学，如美国有中医药研究机构 146 个，法国有近百家中药或植物药厂。

柳长华认为，中药知识产权问题是我国中药产业链条中非常薄弱的环节，中药知识产权流失严重，中药业面临着巨大危机。

推动中药国外注册是关键
中药只有以"药"的形式被世界承认，才能体现其应有的价值。

"从植物提取物上升到植物药，有可能是我国中药国际化的道路之一。"万德光指出，我国的部分高端提取物大量出口到欧美市场，被这些国家的制药企业做成制剂，再销售到包括我国在内的其他国家，从中获得了大量利润。从这个角度看，中药只有以"药"的形式被世界承认，才能体现其应有的价值。

"长期以来，我国中药材、中药饮片的生产经营包括出口都显得有些无序，多、小、散、乱问题严重。"刘张林表示，作为我国医药保健品进出口领域的行业组织，医保商会牵头成立中药饮片分会，有利于规范行业进出口经营秩序，提升中药的国际地位。

柳长华认为，中药的出口标准不应该让外国人来定，我们应该理直气壮地建立自己的标准，并在国际贸易中争取主动权。国家已经启动了相关战略课题，研究如何对包括中药资源、中医方剂等在内的中医药整体进行有效保护和合理利用。从某种意义上来说，这对扭转中药出口受制于人的不利局面将起到重要作用。

房书亭认为，国务院在《关于扶持和促进中医药事业发展的若干意见》中明确提出，优化中药产品出口结构，提高中药出口产品附加值，扶持中药企业开拓国际市场。政府相关机构还应强化中医药知识产权保护意识，真正保护中医药，有效推动中医药国际科技合作的发展和创新。

天士力集团董事长闫希军认为，国产中药要在世界站住脚，推动国外注册是关键。中药药品在国外注册，是进入国际市场的捷径。

据了解，到今年，世界上正式承认中医药合法地位的国家上升到67个。中国与这些国家政府相关部门签署了中医药合作协议，中药出口到这些国家，将不再作为保健食品，而是作为药品接受审批。

中国中医科学院院长曹洪欣认为，名正则言顺。中药正名后，中医药国际化道路也必将更加顺畅。中药产业是我国独具特色和优势的产业，也是我国有可能在国际市场取得竞争优势的产业。

中药国际化要过五关

中医药虽然传播到世界 160 多个国家和地区，但普遍难以打入国际医药主流市场，大部分只能在华人圈子里使用。

法律关
中医药在大多数国家和地区只是补充与替代。

今年 30 岁的澳大利亚患者切萨雷奥一直无法怀孕，西医的诊断是终生不孕。经过同仁堂悉尼分店吴高媛中医师 6 次治疗，她成功怀孕。更让她意想不到的是，吴医师通过脉象告诉她怀的是女孩。切萨雷奥特意去医院做了检查，当西医告知同样的结果时，她激动得热泪盈眶。如今，她全家都成了中医的拥护者。

据了解，2009 年 5 月，澳大利亚维多利亚州确立了《中医法(含针灸)》，这是全球首部中医立法，并由此产生了该州的中医监督管理局。澳大利亚因此被称为"中医药走向世界的桥头堡"。目前，我国与世界上 70 多个国家（地区）签订了含有中医药合作的政府协议 90 多个。

由于缺乏合法地位，在一些国家，中医不能行医，中药不能公开出售，中医药的使用无法进入医疗保险。一些业内人士表示，未能纳入医保体系，是制约其国际化的另一大瓶颈。

中医药在世界上生存现状可分三类：一是融入。在中国、韩国、越南等国家，传统医药和西药均受到政府支持，大众认可。二是立法。澳大利亚、德国等国家的部分省(州)出台法规，保护中医中药的合法地位。三是放任。既非合法也非不合法，比如希腊、瑞典等国规定，只要不出医疗事故，就不会受到干涉。即使在中医药有合法身份的国家，中医药还属替代医疗，不能与西医药平起平坐。

中医药虽然传播到世界 160 多个国家和地区，但普遍难以打入国际医药的主流市场，大部分只能在华人圈子里使用。"中药国际化"口号喊了多年，中药还一直在家门口徘徊。

中国工程院院士李连达说："中药走向国际，是指中药以处方药的身份走出去，而不是以保健食品的身份走出去，需要进入对方的主流医疗体系，但现在我们距离这个要求还很远。"

资金关

通过美国 FDA 三期临床试验，约历时 5~8 年，花费 5 亿~6 亿美元，国外药品注册门槛越来越高。

中药走出国门，多数企业会选择去美国食品药品管理局（FDA）进行药品注册。通过药品注册需要多少时间多少钱？大多企业并不清楚。FDA 对药品注册的详细规定是什么？中国企业知之更少。国内中药企业仅凭着"初生牛犊不畏虎"的勇气，是不可能跨越欧美的注册门槛的。

专家指出，一种新药通过 FDA 的三期临床试验大约需

5~8 年的时间，花费大约 5 亿 ~6 亿美元。FDA 拥有健全完善的药品评审法律体系，是全球医疗机构以及消费者所认可的新药审批的"金标准"。一旦成功进入美国市场，也意味着可以顺利进入欧洲、日本等其他全球重要市场。

1997 年底，天士力公司生产的复方丹参滴丸正式通过美国 FDA 临床研究批件，成为中国第一例通过该项审批的复方中药制剂。由于与 FDA 的要求存在较大差距，申请注册不得不搁浅。天士力集团不断改进生产工艺，直到 10 年之后才重新申请。天士力集团董事长闫希军坦言，复方丹参滴丸申报 FDA 走到目前阶段，交了不少学费，算是"十年磨一剑"。

专家说，药品进入一、二期临床并不是特别难，但一旦进入三期临床后，费用和难度将会大大增加，风险性也更大。统计数据显示，只有约 1/15 的候选药物能通过 FDA 的全部三期临床试验并最终与消费者见面，大多数药物被迫在二期临床试验阶段止步。

药品注册这个门槛无法突破，中药出口就不会有明显的增长。欧洲《传统植物药注册程序指令》2011 年大限将至，欧洲对于植物药的管理日益严格。无论是中国企业还是在欧洲从事中医药行业的人员，都将面临极大的经营风险，出口欧洲的中药随时可能被处罚。

中国医保商会副会长刘张林表示，2011 年以后，中药在欧洲注册的成本将提高 100 倍。目前中药在欧洲通过简易注册的费用大约是 1000 万元人民币，大中型药企都可以承受。而 2011 年以后，要通过欧洲药品注册，需要花费大约 10 亿元。如果没有在 2011 年之前通过简易注册，日后想要通过常规渠道注册难上加难。

标准关

国外以安全为借口设置"绿色贸易壁垒"。

在国内一些药材产区，药农们仍然大量使用含有聚氯乙烯的"蛇皮袋"装药材。这种外源性的污染，会在中药制剂加工过程中形成有毒有害物质，导致中药出口遭遇壁垒。当前，我国中药产品的出口受到国际市场的诸多限制，其中以重金属、农药残留和微生物限量为主。

随着国外对天然药物研究开发的热潮不断升级。一些发达国家为了保障他们在国际草药市场上的利益，以安全为借口设置了形形色色的壁垒，不断加强对进口中药的管理措施，制定或提高对相关质量的技术要求，加高"绿色贸易壁垒"，我国中药打入国际市场困难重重，严重阻碍了中药走向世界的进程。

据中国医保进出口商会统计，我国被拒之门外的中药产品，60%以上是倒在绿色壁垒之下。报告显示，2009 年，我国植物源性中药材受阻 85 批次，特殊膳食受阻 79 批次，动物源性中药材受阻 24 批次。

与发达国家相比，我国在中药材种植方面对重金属、农药残留的控制较晚。很多企业尚未掌握国外关于植物药重金属、农药残留标准数据。中国工程院院士张伯礼认为："过去我们很多企业不成功，就是对国际的标准制度不熟悉，甚至国外文字都没有读懂。"

为参与国际市场竞争，商务部颁布了《药用植物及制剂外经贸绿色行业标准》，对重金属、农药残留及黄曲霉素等相关指标进行控制，并委托中国医保商会对该标准进行推广，指导出口企业使产品符合"绿色中药"标准，跨越国外的绿色壁垒。

"谁掌握了标准的制定权，谁就在一定程度上掌握了技术和经济竞争的主动权。"世界中医药学会联合会副主席黄建银认为，中国在中药标准主导权上的弱势，与中医药在国际上所处的尴尬地位不无关系。以我为主，制定和推广中医药国际化标准，迫在眉睫。

文化关

中医药"说不清、道不明、听不懂"，必须让外国人有文化认同。

"中药大多数是复方的，有效成分特别多，而西药成分大多是比较单一的化合物。中药配方来源于几千年经验积累，很难像西药那样解释清楚到底是哪种化学物质在起作用。但美国FDA验证的规定要求必须说清楚，由于文化的差异，中药进入美欧市场很难。"曾在美国食品药品管理局任职多年的天士力集团副总裁孙鹤深有感触。

阴阳、虚实，这些国人尚难说清的中医概念，如何让外国人听得懂？中医药"说不清、道不明、听不懂"的现状，极大地影响了中医药的国际推广。一位外国专家曾问李连达院士，为什么要按摩肝脏，是在肚子上揉还是掏出来揉？

北京同仁堂（集团）有限责任公司副总经理丁永铃表示："让不相信中医的外国人吃中药、看中医，必须从文化传播做起。中医药国际化，立法是基础，标准化是关键，文化认同是根本。"

丁永铃强调，中医药走出去，应始终坚持中国文化特色，

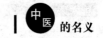

坚持中医药文化特点，既销售药品，又传播文化，在把品质优良、疗效显著的药品销售到海外的同时，也把中国文化特别是中医药文化带到海外。

近年来，同仁堂携手孔子学院，大力推广中医药文化。同仁堂与新加坡南洋理工大学孔子学院签署协议联合办学，派中医药专家到孔子学院讲学，并且把同仁堂分店作为孔子学院师生的培训示范基地，以此赢得当地居民对中医的信任。丁永铃说："新加坡这么小的国家，我们本以为开一家分店就饱和了，没想到通过宣传，刺激了他们对同仁堂的需求，在新加坡的分店达到4家。"

市场关
高投入、高风险并不意味着高利润。

中药在欧美注册成功，只是万里长征的第一步。业内人士分析说，药品在国外注册成功后，必须经历市场考验。一些纳入国外医保目录的中药品种，在当地医院和药店卖不动，医生没法开，患者没法用。药品注册是高投入、高风险，但并不意味着高利润。

"我国中药产业国际化仍处于成长阶段。"刘张林强调，所谓中药产业国际化的概念，根据经济学理论，可定义为"使某产业或产品跨国而受世界的共同控制与保护"，分为产品国际化、企业国际化和产业国际化三个层次。产品上市只是国际化的第一步。

"实际上，并非国内所有的中药都适宜走申报美国FDA这条国际化道路。"闫希军认为，中药产品应走多元化的国际化道路，传统中药和现代中药区别对待、分类指导。

同仁堂在国际化进程中，始终坚持先易后难、先贸易后合作、先周边后欧美的原则，对不同市场的限制程度，采取了灵活多样的出口形式。例如，东南亚市场政策较宽松，就正式以药品注册形式进入；美国等市场限制较多，就以食品补充剂的形式进入。

北京同仁堂迄今在澳大利亚、新加坡、马来西亚等 16 个国家和地区开设了至少 41 家统一店面的零售终端。这家百年老字号向海外零售店派遣了 100 多名经验丰富的中医师，以服务来店咨询的海外患者。目前，同仁堂在澳大利亚、加拿大分店分别有 20%、10%的顾客为当地人。

日水清心丸是同仁堂因地制宜的范例之一。牛黄清心丸药效虽好，但日本厚生省并未发放进口许可证。为进入日本市场，同仁堂与有着 30 年合作史的日水公司联手，以新的"日水清心丸"为名，在日本注册，同仁堂生产。这一变通效果很好，日水清心丸年销售数量居同仁堂各出口品种之首。

中药进欧盟　路途有几重

目前，在欧洲，中药一直是以保健品或食品的身份存在，我国还没有一种中药以传统草药身份在欧盟注册。中药能否以其"本来面目"进入欧盟市场？

答案应是肯定的，然而如何进入，是一个复杂的问题。

"中医药发展暨中药在欧洲注册国际论坛"日前在上海世博会上举行。

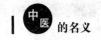

该论坛由荷兰海牙市政府和世界中医药学会联合会共同主办，专门邀请欧洲有关药品注册评估专家来华探讨中药在欧洲注册药品的可能性。

据了解，这是首次由西方国家政府机构出资并与中医药国际学术组织举办的大型专题会议。

尴尬：欧洲中医面临有医无药

国家中医药管理局副局长于文明说，中医药是中华民族的优秀文化瑰宝，对世界文明进步产生了积极影响。据统计有60%以上的欧洲人使用过传统药品，欧洲占全球草药市场的44.5%的份额。现在欧盟扩大到 27 个国家，总人口近 5 亿，超过北美自由贸易区，欧盟对中医药将会有更大的市场需求，中医药将会在欧洲人民医疗保健中发挥独特的作用。

然而，目前我国还没有一种中药产品在欧盟以传统草药的身份成功注册。

2005 年 10 月，欧盟成员国开始实施《欧盟传统药品法》，规定过渡期截至 2011 年 3 月 31 日。世界中医药学会联合会副主席兼秘书长李振吉表示，"在过渡期内，如果某种草药产品已经在欧洲共同体使用了足够长的时间（至少 15 年），那么该产品可以基于这段时间的使用，仅进行简单的登记即可。"

据介绍，过渡期后，中药登记注册的程序就比较复杂。如果该法令按期执行，中药将不能以保健品或食品的身份存在，若不进行注册登记，将被视为违禁品。这将对我国中药出口十分不利，也将给中医药在欧洲的发展带来严峻挑战，欧洲中医将面临有医无药的尴尬境地。

因此，与会专家都提出，中药产品要抓住这宝贵的过渡期。

中国一直没有中药品种在欧盟成功注册，原因是多方面的。世界中医药学会联合会副主席黄建银分析，传统草药产品登记应向欧盟成员国的相关机构提出申请。评估第一步的问题集中在是否有足够的证据证明"传统的使用"。如果不是"传统的使用"，申请将被驳回，并且必须通过其他程序以更严格的要求进行评估。一方面，欧盟对中药注册需要满足至少30年的用药历史，中国企业提供不了有关证明；另一方面，中药企业缺乏对该法令准确和全面的了解，因而望而却步。

注册：中草药进欧盟当务之急

进入欧洲市场，中药产品首先必须符合欧洲的质量、安全和疗效标准。对于中医药的全球化，这是一个真正的挑战。

"与其他药品一样，草药产品也需要获得上市许可。这意味着只有在获得主管部门上市许可后，它们才可以投放市场。"荷兰海牙药品评估署委员会植物药品与新型食品评估部部长艾米尔·范·盖伦表示，当然，传统药品并不需要像西药那样根据临床试验结果进行注册。这些药品的疗效要根据病人的使用情况和药理情况作出证明，并提供长期历史使用记录。

注册传统中药将使欧洲中医药进入一个新的发展阶段。李振吉认为，《欧盟传统药品法》为中药以治疗药品身份进入欧盟药品市场提供了法律依据，也为中药进入欧洲主流植物药市场和欧洲药品分销渠道提供了可能。这将有利于扩大欧洲中药市场，规范目前分散零乱的欧洲中成药市场，保证中成药质量，提高中药的声誉，是中药在欧洲正常健康发展的一个难得机会。

艾米尔·范·盖伦介绍说，一些非欧洲传统药和复方制剂的

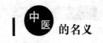

成功注册为传统中药制剂注册传统药提供了一些借鉴经验。建议中国企业在欧盟药品注册程序相对灵活的国家率先注册，从而打开中药在欧盟的市场。

于文明说，中国医药企业应该把中药制品欧盟注册作为企业国际发展重点，加大投入力度，进行多层次的探索和研。

破壁：提升产业国际竞争力

据世界中医药学会联合会副主席、欧洲中医药联合会副主席董志林介绍，目前，在欧盟市场上，没有日本的汉方药，也没有韩国的韩药，只有内地和台湾的中药。但都是以食品和保健品名义进入的。

董志林认为，对食品和药品要求标准不同。以食品的标准要求中药，成为中药进入国际市场的最大障碍，也成为许多国家对我国中药出口设置技术贸易壁垒，阻碍我国中药产业参与国际竞争的借口。

此外，我国整个中药产业都缺乏国际市场竞争力。表现在生产企业多、规模小、效益低，比如，全国有 300 多家企业在做一个六味地黄丸。据国家中医药管理局统计，中小型企业占96%。造成了国产中医药面临着"中国原产，韩国开花，日本结果，欧美收获"的尴尬现状。

董志林提出，国内企业多数满足于国内市场，不去开拓国际市场。中成药要想以药的身份进入欧盟主流市场，通过注册是最省钱、最快、最有效的途径。政府可设立专项资金配合企业把握最佳注册良机。

黄建银认为，中药在欧盟以药品注册，需要国内企业联合起来，分摊成本、共同完成注册，推动中药走出国门。在目前，欧盟对传统药品过渡期还没有结束之前，应充分运用技术途径、国际规则、法律手段与相关国家谈判，为中药进入欧盟提供更为有利的条件。

中药还需练内功

"一抓一大把，一熬一大锅，一喝一大碗"，中药连国内老百姓的家门都进不了，又如何谈得上走出国门？

中药进入欧美主流市场，只有一步之遥。日前，中成药复方丹参滴丸通过了美国食品与药品监督管理局Ⅱ期临床试验，并开始进行Ⅲ期临床研究，这给一直困扰中医药界的"如何走向世界"难题带来了曙光。

中医药国际化战略始于"九五"期间，当时我国提出了要实现2~3个中成药正式进入西方主流医药市场的目标。14年过去了，中药始终没走出去。这不禁令人深思：中药"走出去"到底卡在哪儿？

20世纪六七十年代，我国开展了与"乒乓外交"齐名的"针灸外交"。至今，中医药已传播到世界上160多个国家和地区。然而，与此同时，一个尴尬的事实却是，从最早进入中国为康熙治疗疟疾的金鸡纳霜（奎宁），到现在临床运用最广泛的抗生素，西药在国内早已家喻户晓。反观中药，至今没能"堂堂正正"地走出去，只能是以原料、保健品等非药品的身份出口。只见"西药"进来，不见"中药"出去，中药与西药

219

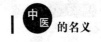

无法平起平坐。

由于东西方文化的差异以及中西医理论体系不同，中医药的科学内涵尚未被国际社会广泛理解和接受。再加上药品申报高投入、高风险，中药走出去面临着难以逾越的高门槛。除此原因外，我们也无法回避中药发展的内在问题。例如，由丹参、三七、冰片三味药组成的复方丹参滴丸，一粒只有小米粒大，直接口服或者含服，剂量小、方便服用。而传统的中药"一抓一大把，一熬一大锅，一喝一大碗"，中药汤药又黑又苦不仅难以下咽，还服用不方便，连中国老百姓的家门都进不了，又如何谈得上走出国门？近些年，尽管出现了"像喝咖啡一样喝中药"的中药新剂型，但大多数中药还没有借助现代科技给病人提供便利。这与我国中医药成果转化率偏低不无关系。大量的中医药临床或基础理论研究与解决临床关键问题脱节。国家中医药管理局对1484项中医药成果的整理分析，只有23项成果能提高临床疗效，占统计项目的2.8%。

中医药国际化潮流不可逆转。随着人类健康观念和医学模式的转变，中医药在防治现代疾患方面的优势和特色，正在被越来越多的国家和地区所认可。近年来，世界卫生组织陆续制定和发布促进传统医药发展的战略、政策及标准，在全球范围内推广包括中医药在内的传统医药。这是中医药面临的难得发展机遇。

但也要看到，中药产业存在着研发人员不足、资金短缺、制药设备陈旧、技术工艺落后、组织研发形式不完善等问题。目前，我国的中药企业多、小、散，几十家上市中药企业的市值，抵不上一家茅台酒厂的市值。因此，中药企业的发展离不开借助现代科技苦练内功，只有先在国内市场做大做强，才有走向世界的底气和实力。

2010年6月，时任国家副主席的习近平在出席澳大利亚皇家墨尔本理工大学中医孔子学院授牌仪式时，称中医为"打开中华文明宝库的钥匙"。我们有理由期待，这把钥匙也将打开中国走向世界的另一扇大门。

走出去受点洋罪值得

> 如果不能及时提高竞争力，不仅会导致国际市场竞争力缺乏，"我的地盘"都有失守的可能。

欧盟给传统植物药的注册过渡期大限已至，无一家中国中药企业完成注册，中药在欧盟未能实现"零的突破"。中国中药可能面临着在欧盟市场退市风险。

未能完成注册，有一定的客观原因。欧盟《传统植物药注册程序指令》首先要求证明"传统的使用"，即提供在欧盟使用 15 年以上、在欧盟外使用 30 年以上历史的证明。直到 2004 年注册令颁布，我国中药企业才有意识地保留相关的证明，可之前的证明却难以提供。所以，7 年过渡期看来漫长，但对企业来说却根本无济于事。这加大了我国中药打入国际市场的难度。

但从另一方面来看，似乎国内中药企业对欧盟市场表现出来的兴趣也不大。截至 2009 年，还没有一家中药企业提出相关申请。直到去年，才有 3 家药企开始着手准备向欧盟申报的工作。这是什么原因呢？

中药企业往往更看重国内市场，认为占领国内市场生存空

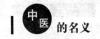

间就足够了。而中药要以"药"的身份走出去，大把的钞票花出去，可能连个响都听不到。即使注册通过，还要迈过法律关、标准关、市场关等一道道门槛。在国内过得好好的，干吗非要出国受洋罪呢？

这样的想法，恐怕要不得。

在崇尚自然的今天，中药等天然药物市场发展前景好，已成为一块诱人的奶酪。近年来，一些跨国制药公司纷纷在中国投资设立相应研发机构，美国有中医药研究机构146个，法国有近百家中药或植物药厂。这就使得中药企业不得不在家门口迎接挑战。而我国中药企业90%以上都是中小型企业。如果不能及时提高竞争力，不仅会导致国际市场竞争力缺乏，"我的地盘"都有失守的可能。

中药在欧盟面临生死劫，当务之急是政府和行业协会提供政策、法律、外交等全方位的支持，建议采取将过渡期延长至2019年等多项措施，确保我国中药企业在欧盟所受的影响降低到最小。同时，政府部门可参照管理稀土资源出口的办法，大幅减少低附加值、高消耗的中药原料出口比例。中药企业也应该增强紧迫感，化危为机，在政府和行业协会的支持下，抱团出击，建立中药国际化产业联盟，集成研发、技术、人才、资金等要素资源优势，合力突破国际化过程中的制约瓶颈，让中药早日走出国门。

为中药走出国门，受点洋罪值得！

感冒药非得去日本买吗

> 企业对各种新技术的"引力波"不"感冒",人们对一些国产药的质量和效果也不"感冒"。

邻居老赵全家春节期间去日本玩,亲戚朋友都托他带日本的感冒药。类似日本汉方药,原材料均来自国内的中药材。奇怪的是,国产同品种中药在国内却不受人青睐。

治疗感冒,中医药经典里有许多方剂,像麻黄汤、桂枝汤、银翘散等,如今还有颗粒剂、丸剂、胶囊、片剂和口服液等各种剂型均可满足患者的需求。国人愿意选择日本造的感冒药,并不是因为国内企业生产不了感冒药,而是不信赖本土感冒药的疗效。这是人们通过长期比较得出的普遍印象,认为本土感冒药质量参差不齐、难辨好坏,而日本产的感冒药质量稳定、疗效确切。

古人做药讲究"修合无人见,存心有天知"。存好心、做好药、做良心药,国内药企崇尚这条古训没错,问题出在制药工艺上。与洋药企相比,国内中药企业差的不只是规模,还有无法弥补的工艺短板,暴露出我国医药产业供给侧的弊端。不少国内企业制药靠的是传统工艺,仍然抱着老祖宗的碗混饭吃。可中成药多是复方药剂,传统工艺已很难保证产品质量的均一稳定,甚至同一企业同一批次的药品质量差别都很大。统计显示,目前全国2000多家中药生产企业中,完全采用计算

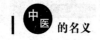

机控制的不足 10 家，大部分企业采用的仍是半自动和人工化生产技术，导致药品可控性极低。而日本和德国中药企业都是全程计算机控制，确保最终制成质量稳定一致的中药制剂。

难道中药企业不愿插上现代科技的翅膀？答案当然是否定的。在国内中药企业重复建设、恶性竞争中，药品集中采购制度让价格成为最敏感的因素，因此相对质量来说，企业更关注成本能降多少、能否在竞争中胜出。而质量控制工艺如全自动计算机控制网络投入巨大，自动化成本还要高于半自动或者人工化生产成本，对于降低企业生产成本并无益处。结果是企业对新技术不"感冒"，人们对国产感冒药效果也不"感冒"。不接纳最新科技的"引力波"，国内药企正在失去产业升级的先机，喊了多年的"中药国际化"或演变为"中药材国际化"。有数据显示，日韩两国在世界中药市场所占份额已超过中国，达到 80%~90%。具有讽刺性的是，日本中药制剂的生产原料中 75% 都是从我国进口。本是中药的原产国，却沦为中药材出口国，给中药企业敲响一记警钟。

近日召开的国务院常务会议提出，要放宽中医药服务准入门槛。这释放出为中医药"松绑"的信号，但往往是"理想很丰满、现实很骨感"，中医药发展亟待推开政策的"玻璃门"、迈过规定的"高门槛"。以中成药为例，国家基本药物目录明确增加中成药品种数量，以更好发挥"保基本"作用。而药占比的政策规定明确："到 2017 年，试点城市公立医院药占比（不含中药饮片）总体降到 30% 左右。"药占比下降，中成药最受伤。原因是中医院药品所占比例较高，很难通过其他方式降低药占比。不少中医院只能少用中成药。

以开放心态发展中医药产业，一些对企业管得过细、过死的地方，要通过转变部门职能、简政放权为中医药发展提供宽松的制度环境。比如，实施 14 年之久的 GAP（中药材生产质量管理规范）认证最近被取消，实施 10 年的药品电子监管码宣布暂停，让企业松了一口气。这两项制度强制实施，让企业投入大量的人力和物力，取消它们有利于让国内药企将有限的财力用到刀刃上，有利于在国际同业竞争中胜出。

感冒药告别"去日本买"，有赖于医药产业供给侧加快改革。这不仅需要出台"打到点子上"的硬措施，还需要"扶上马送一程"的真支持，更需要包容宽松的好环境，让"做好药、为中国"落到实处。

中医如何对话世界

人中穴是在口和鼻的中央部位，还是在靠上 1/3？中国医生认为是后者，而韩国、日本医生认为是前者，这样一个常用穴位却没有统一的国际标准。中国针灸医学有 2000 多年历史，随着针灸在国际上的广泛传播，中日韩三国在穴位名称、定位等问题上不统一的现象日益明显，阻碍了针灸的发展。

目前，中医药服务遍布世界，130 多个国家和地区设有中医医疗机构。国际市场对中药产品的需求日趋加大，2006 年中药出口超过 10 亿美元。让世界了解中医中药，让中医中药对话世界，愈显重要。

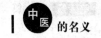

中医药术语，应当规范统一

中医术语多是古代语言，现代中国人尚难理解，更不用说国外专家学者。

"阴阳""虚实"，这些让国人尚难说清的中医概念，如何让老外听得懂？在日前举行的太平洋健康高层论坛上，美国系统生物学研究所所长霍德博士、英国伦敦帝国学院生化室主任尼科尔森等4名专家接受了中国中医科学院的邀请，受聘为中国中医科学院学术顾问，上述问题是他们将面对的挑战之一。

在论坛上，来自14个国家和地区的100多名代表使用了同声传译，由于翻译没办法将国外专家的主要概念译成汉语，担任会议主持人的上海系统生物医学研究中心教授赵立平，不得不亲自上阵。同样，老外也听不太懂译过来的中医药名词术语。一位外国专家问中国工程院院士李连达，为什么要按摩肝脏，是在肚子上揉还是掏出来揉？

李连达早年读的是西医，却干了半个多世纪中医。他说，中医的理论术语、名词多是古文，不是现代语言，不要说国外专家学者，即使中国人也很难理解。外国专家不理解的内容就很难去用，外国病人听不懂，也不会去吃中药。卫生部部长陈竺认为，中医在很长时间似乎一直停留在经验和哲学思辨层面，没能走下去，导致了中医理论无法用现代语言描述，中西医学无法互通互融的格局。

随着近年来传统医学的发展和传播，制定一个传统医学术语的国际标准被提上了议事日程。2007年10月，世界卫生组织西太区在京发布了《传统医学名词术语国际标准》，西太区传统医学官员崔昇勋将其称为传统医学发展历程中的一座里程碑。该

标准包括总类、基础理论、诊断学、临床各科等 8 大类，3543
个词条。每个名词都有序号、英文名、中文名及定义 / 描述。

中医药疗效，须有评价标准

中医的有效性，是隐藏不了的。而如何评价其有效性，应有客观标准。

中医药的生命力在于疗效，然而，因中西文化的差异，对中医疗效仍存颇多疑问。一位国外专家说，中医的有效性，要能够表现出来，能够证实，这是隐藏不了的。

中医药疗效究竟采用怎样的评价标准？清华大学罗国安教授说，学术界的争议在于，是按照西医药的标准，还是需要发展一套适合传统医药的标准？然而，事实上困难是巨大的，李连达认为，即便现代医学在评价一种药物或者一种疗法时，也是如此。比如说阿司匹林能否预防冠心病，在西方曾经引起长期的争论，大组病例的观察翻来覆去。还有，近年来利用干细胞移植治疗冠心病依然争论不休。这说明疗效的评价是艰巨的、细致的，需要长期反复验证的。

"药物本身有很多变异和变化，每个人对同样药物的反应又有很多变化，两大变化加在一起，同时研究和观察，才能说明传统医药的作用。"尼科尔森用一种菊花茶为例解释：在志愿者喝菊花茶之前，他们的代谢在第一个区域；喝上两周后，整体的代谢发生了变化，跑到了第二个区域；停用两周又到了第三个区域，回不到开始的地方。一个人吃了中药，身体会有各种生物学反应，如果用现代技术描述好、定量好，就可以对传统医药有细致的把握。

许多人效仿西医的临床疗效评价方法，注重各种率（有效率、好转率、痊愈率）的变化以及辅助检查、实验室检测等指标。然而，中国中医科学院院长曹洪欣说，在临床实践中，有时患者"病"的生物学指标正常了，但症状仍然存在。因此，评价中医药临床疗效，固然要运用国际公认的诊断标准、疗效评价标准和评价体系，也要有遵循自身特点规律的评价标准，两者结合，综合评价，提高可靠性。

中医药发展，不能故步自封

中医药持续发展，应当保持开放，要使现代科技手段为我所用。

吃中药"一抓一大把，一煮一大锅，一喝一大碗"，炮制中药固守"修合无人见，存心有天知"，古老传统未能与现代科技融合，中医药标准化建设滞后。霍德、尼科尔森等国外专家提出，传统医药是否需要接受现代技术，推动其持续发展？

曹洪欣认为，中医并不排斥现代科学技术，而是为我所用。但是，中医在结合现代和西医学过程中，应当坚持中医的主体发展，比如中医整体观念和体现以人为本的个体化诊疗。

2006年，在美国食品药品管理局受理的新药申请中，Veregen是50年来第一个获批可在美国上市销售的复合成分植物药。从事肿瘤研究40多年的中国工程院院士程书钧说，这一新药在美国获批，说明中药作为治疗性药物进入美国市场前景光明。

"科学家应逐步突破中西医学之间的壁垒，建立融中西医学思想于一体的21世纪新医学。这种医学兼取两长，既高于现在的中医，也高于现在的西医。"卫生部部长陈竺说。

中医药一带一路去探亲

芦荟原籍地中海，胖大海原产越南，不少中药都是沿海上丝绸之路传入中国的舶来品。一带一路高峰论坛召开在即，搭乘一带一路的时代列车，古老的中医药将以崭新形象走向世界，有机会回去探探亲。

"超级月亮日"竟然没发病

慕斯博士是捷克国内最大一所西医院一名优秀的内科医生。2015 年，中国—捷克中医中心成立，他作为捷克医院方面的业务负责人开始接触中医，并见证了中心的迅猛发展。慕斯亲自为每一位就诊患者做疗效评估，看到许多捷克人多年的病痛被中国中医师治愈，对中医的神奇疗效赞叹不已，他开始学习中医及中文，目前已获针灸从业资格，并在中方医生的指导下治疗病人。

老外热衷学中医，折服的是疗效。慕斯说，作为一名肾病和糖尿病专家，从医 15 年以来，见到过许多用西医治疗但效果不理想的病人，一直在寻找新的治疗方法。现在，他发现了中医这个新疗法。

一位患偏头痛逾 20 年的女患者，每周发作 1~2 次，常在满月之日发作，经过 9 次针灸治疗后减轻 70% 的头痛，在 2016 年 11 月 14 日的"超级月亮日"也没有出现头痛。她对

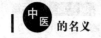

于疗效非常满意，专门给中医中心送来特制的太极蛋糕表达谢意。

位于布拉格郊外的中捷中医中心，是我国推动一带一路战略的首个中东欧医疗项目。2015 年 9 月开业以来，累计治疗超过 9000 名病患。90%的患者使用针灸治疗，60%的患者使用草药；中医药治疗方法对 95%的患者具有积极的治疗作用；患者大多表示经过 1 个月的中医治疗后，较之前能缓解 50%的症状，这些患者接受中医治疗前平均病程达 10 年。

"请进来" 的留学生学中医

来自韩国、美国、乌克兰、俄罗斯、法国的共一百多名中医爱好者先后到甘肃中医院、甘肃中医药大学附属医院、兰州真气堂进修学习中医。甘肃中医药大学专门编辑出版了英语、俄语中医教材，供外国留学生学习使用。随着中医药文化的深入开展，国外患者慕名而来开始接受中医药治疗，多批次患者在甘肃接受中医治疗。

身患系统性红斑狼疮的 38 岁法国患者 Badiou Chantalmrs 接受中医药调理后，关节疼痛缓解，皮疹减少，精神状态好转。她说，相信中医比西医更加"天然"，中医的神奇疗效令人惊讶，回国后要将中医介绍给更多朋友。

微信、微博、微电影这些新兴媒体，也为传播中医的新途径。刘维忠介绍，甘肃建立了十多个国家"一带一路"中医药工作微信群。依托新媒体平台，传播配有英文字幕的《医祖岐伯》《皇甫谧》《渭水医魂》等大型中医药文化舞台剧；同时，通过微信群及时沟通协调国（境）外中医机构在工作中出现的困难和问题。

甘肃省卫生计生委原主任刘维忠介绍，"请进来"留学生学习中医，增强中医的认同感；选择适宜患者治疗，增强中医的接受度。让中医药走进外国朋友的工作生活，让他们成为讲中医故事、传播中医药文化的使者。

打通传统医学走出去的"梗阻"

一带一路沿线有 60 多个国家，总人口约 44 亿。但中药由于缺乏合法的药品身份，只能作为保健食品或食品添加剂销售。严格的注册法规和销售许可，如同难以逾越的政策壁垒。在一带一路的历史机遇下，打通传统医学走出去的"梗阻"，需要搭建起国际政府间合作平台。

国家中医药管理局有关负责人指出，充分利用现有政府间合作机制，为有条件的中医药机构"走出去"搭建平台，为中医药对外合作提供政策支持。

一带一路，政府合作，也让中国中医有了话语权。2015年 12 月，四川与黑山卫生部签署《中医药合作协议》，并积极协助黑山卫生部制订相关中医药行业标准，这是我国首次帮助友好国家制订中医药行业的海外标准。目前，全球仅澳大利亚、葡萄牙制定有中医师的执业资格条件，条件非常严苛，意义重大。

中医药一带一路全方位合作新格局逐步形成。我国发布《中医药"一带一路"发展规划（2016—2020 年)》，计划与一带一路沿线国家合作建设 50 家中医药对外交流合作示范基地，推出 20 项中医药国际标准。

国家卫生计生委副主任、国家中医药管理局局长王国强说，中医药作为国际医学体系的重要组成部分，正为促进人类健康发挥积极作用。从打造民心相通的靓丽外交名片，到初具规模的全产业链国际化路径，中医药一带一路发展正从建立互认互信迈入合作共赢的全新时代。

中医药，走出去更"有戏"

> 中医药不仅是中华民族的瑰宝，也是中国对世界的独特贡献。中医药应当走出狭隘圈子，打开国际视野，在世界舞台上演"大戏"。

英国药企凡诺华日前宣布，缓解关节肌肉疼痛片成为首个获准发售的中药产品。药片的活性成分为豨莶，这种在中国被称为"猪膏草"的植物，味苦性寒，在临床中主要用于治疗包括类风湿关节炎引起的疼痛。中药产品获准在英国销售，这是一个历史性的突破。今后，中药出口有望不再是贱卖的"草"，而是出售高附加值的"药"。

中医药国际化一直是老大难。尽管中医药已经传播到171个国家和地区，但中药由于缺乏合法的药品身份，只能作为保健食品或食品添加剂销售。特别是《欧洲传统植物药注册指令》规定生效，中药在欧盟市场面临被迫退市的严峻局面。严格的注册法规和销售许可，如同难以逾越的政策壁垒，对中医药走出去形成"合围之势"。当前，中医药走出去，至少需要"过五关"：法律关、资金关、标准关、文化关、市场关。对于任何一家公司企业来说，跨越这一道道关口都显得力不从心。再加上国家缺乏整体规划和部署，中医药国际化战略仍在"摸着石头过河"。

然而，中医药要想发展壮大，必须学会拥抱世界。如果不走出去，不去迎接国际化的挑战，不仅会丧失广阔的市场，甚至会丧失国际评审法规、行业标准的参与权、话语权，最终难逃中医药"被国际化"的命运。因此，中医药必须善于主动出击，参与国际标准制定，用无可争辩的疗效说服人，这样才能"有戏"。

近日，《推动共建丝绸之路经济带和 21 世纪海上丝绸之路的愿景与行动》发布，在其中的"民心相通"部分，提出"扩大在传统医药领域的合作"。这标志着中医药国际化纳入国家顶层规划，告别"散兵游勇"的局面，实现了抱团取暖、集中突围。在"一带一路"建设的历史机遇下，传统医学成为各方合作的新领域，发展中医药服务贸易市场空间巨大。

"一带一路"沿线有 60 多个国家，总人口约 44 亿。地图上画出这几条线路并不难，难的是做好"心心相通"的大文章。增进与"一带一路"沿线国家的友谊，助推民心相通，传统医药是最好的"黏合剂"。2000 多年前，中医药是古丝绸之路上的重要组成部分。今天，中医药既要"走出去"，也要把国外的传统医药"引进来"，互通有无，促进中华文明的传播和世界文明的交流。在"一带一路"建设中，中医药需要敞开胸怀，开启与沿线国家合作的新思路，让不同文明互相融合共同发展。搭乘"一带一路"的时代列车，古老的中医药将以崭新形象走向世界，成为中华文化的又一张"名片"。

中医药不仅是中华民族的瑰宝，也是中国对世界的独特贡献。日前，国务院发布的《中医药健康服务发展规划（2015—2020 年)》提出，推动中医药健康服务走出去。希望中医药走出狭隘圈子，打开国际视野，在世界舞台上演"大戏"。

申遗成功，针灸咋办

> 申遗不是目的，保护和传承才是目的。申遗成功
> 不是为了保护针灸的"一招一式"或某种针具的样
> 式，而是为了保护针灸技法和传承人。

2010 年 10 月，中医针灸被联合国教科文组织列入"人类非物质文化遗产代表作名录"，引起了社会广泛关注。

中医针灸起源于中国，是中医的重要组成部分，也是中国优秀民族文化的代表。中医针灸成功申遗，是对中国乃中医针灸起源国的确认。中医已经传播到世界上 160 多个国家和地区。据统计，目前国外的针灸师至少有 20 万人，针灸的服务产值每年约 100 多亿美元。在中医国际化的过程中，出现了一种"去中国化"的倾向。他们只提针灸不提中医，否认中医理论对针灸的指导。中医针灸申遗的成功，再次向世界表明，中医针灸是一个整体，它姓中医名针灸，中医和针灸不可分割。

20 世纪 70 年代，美国著名记者詹姆斯·罗斯顿随同尼克松访华，在中国患了阑尾炎，住进北京协和医院。在做完阑尾切除术后第二天，他的腹部有种似痛非痛的难受感觉。

"针灸科李医生在征得我的同意后，用一种细长的针在我的右外肘和双膝下扎了三针，同时用手捻针来刺激我的胃肠蠕动以减少腹压和胃胀气。同时李医生又把两支燃烧着的像廉价雪茄烟式的草药艾卷放在我的腹部上方熏烤，并不时地捻动一

下我身上的针。这一切不过用了 20 分钟，当时我还想用这种方法治疗腹部胀气是否有点太复杂了，但是不到一小时，我的腹胀感觉明显减轻而且以后再也没有复发。"

这位记者回美国后，在《纽约时报》发表了一篇文章，介绍自己的亲身经历，从而引发了美国的针灸热。自此，中医针灸走出国门，揭开了神秘的面纱。如今，作为中华文化的一张"名片"和使者，中医针灸获得世界各国的认可。

列入"人类非物质文化遗产代表作名录"，中医针灸并非获得"免死牌"，也并不意味着由此就得到必然的保护。其实，中医针灸申遗不是目的，保护和传承才是目的。申遗成功不是为了保护针灸的"一招一式"或某种针具的样式，而是为了保护针灸技法和传承人。

随着现代科技和医学的普及，中医针灸被赋予了很多新的内容，如电针疗法、激光针灸等等，这些治疗方法的配合使用，提高了针灸的治疗效果；而针灸传统技法和经络腧穴相关的治疗方法已越来越少地被现代针灸医生所运用。中医针灸理论及其文化内涵被忽略和淡化，某些需长期实践体验才能掌握的特色技法面临失传的危险。作为一种体外的非药物疗法，中医针灸的服务定价与价值严重背离，扎一次针国内收费标准只有 4 元，而在国外却是 100 美元。长期"脑体倒挂"，激发不起从业人员的积极性，中医发展面临着后继无人的尴尬。一些中医针灸治疗的疾病只能停留在教科书上，针灸临床治疗的疾病面临着越来越窄的趋势。

因此，我们迫切需要制定一个合理、体现劳务技术价值又是政府认可和民众承担得起的中医服务价格体系。只有促进中医医疗、保健、教育、科研、产业、文化"六位一体"全面发展，中医发展才能代有传人，发扬光大。

申遗成功不是荣誉，而是压力。中医针灸列入代表作名录，有助于督促我国履行《保护非物质文化遗产公约》缔约国的责任和义务，在《公约》框架下做好对非物质文化遗产的保护，促进国家对针灸文化传承和保护研究的投入，使其更好地为人类健康服务。中医针灸申遗成功，只是为中医发展提供了一个良好契机，中医保护、传承和发展任重道远。

莫让针灸价格再"沉睡"

让针灸价格回归本位，关系中医的可持续发展，也关系百姓的切身利益。愿"沉睡"的针灸价格早日苏醒。

不久前，笔者在北京一家公立医院做针灸，浑身上下扎了10多针。除了传统针刺外，医生还加上了电针和理疗。因为传统针刺无论扎多少针，一次收费只有4元，而电针和理疗一次收费为10元。两者并用，还比不上一次理发费。

针刺是一门技术活。同样的毫针，同样的穴位，不同的医生扎，效果不一样。有的医生久扎不好，有的医生一针见效，差别就在于手法高低。针刺时，将点穴、押指、穿皮、送针等动作糅合在一起，"力贯针中，力在针前，针随力入"，医生手指一用力，整个针就成为力的载体。可见，中医针刺的技术含量很高，不下真功夫，很难有疗效。但是，尽管针刺的核心在于手法，价格却体现在电针等辅助器具上。

　　针刺价格是医疗服务价格的一个缩影。北京市统一医疗服务收费标准是 1999 年制定的，至今已执行了 18 年。市场上几乎所有的服务价格都在涨，而医疗服务价格却在长期"沉睡"。价格是一支灵敏的"指挥棒"，直接影响着医疗行为。技术劳动价值得不到合理回报，医生就会"堤内损失堤外补"，通过提高物的价值来弥补人的价值。以针刺为例，目前的医疗服务定价不是在鼓励医生提高技法，而是鼓励医生多用辅助器具。长此以往，很多中医绝技将濒临失传。

　　2016 年 7 月，国家发改委等 4 部委出台《关于印发推进医疗服务价格改革意见》，明确"重点提高诊疗、手术、康复、护理、中医等体现医务人员技术劳务价格"。但是，目前公立医院和民营医院实行价格双轨制。公立医院是政府指导价，民营医院是市场调节价。民营医院针灸费用一次为 100 元甚至更高，而公立医院只能维持 4 元的价格。今年，除北京等地外，大多省份已经调整了中医服务价格。河南、山东的收费价格均是每 5 个穴位 20 元，安徽、甘肃的收费价格均是每 5 个穴位 15 元，上海市中医针刺治疗价格为 10 元。即便是已经调价的地区，由于基数过低，调整力度太小，中医医疗服务价格仍不到位。

　　价格改革是医改的一块"硬骨头"。新一轮医疗服务价改的核心是破除以药补医，通过调整偏低的技术服务收费，建立科学合理的价格机制。如果本轮中医服务价格调整不到位，不能体现技术的价值，就无法真正调动医务人员的积极性。因此，医疗服务价格调整应坚持医保、医药、医疗"三医联动"的原则，让政府和市场各归其位，在"放"与"管"之间寻找平衡，确保医务人员受鼓舞、广大患者得实惠。

　　中医针灸是中国的一张"名片"。让针灸价格回归本位，

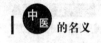

关系中医的可持续发展，也关系百姓的切身利益。愿"沉睡"的针灸价格早日苏醒。

针灸有效性"说不清"吗

中医针灸是一张"中国名片"，被联合国教科文组织认定为人类非物质文化遗产代表作之一。针灸的发展仍面临诸多挑战，其科学性屡受质疑，难以获得主流医学认同。如何证实针灸的科学性？如何把针灸的疗效"说清楚"？如何让针灸造福更多百姓？

"神针"赢得老外追捧

全球针灸从业人员达 30 多万。美国 1500 个临床指南中，有 30 多个推荐使用针灸。

阿尔及利亚一位高级官员骑马摔伤致瘫，从欧洲请了十几位医学专家，久治无效。国医大师石学敏为其进行针灸治疗，当两枚银针拔出时，患者的腿便抬起来了，在场的人惊得目瞪口呆。

意大利一名患者因车祸需做骨折复位手术，但麻药引起呼吸抑制。石学敏在其合谷、太冲、人中等穴位扎了 5 根针后，病人竟丝毫没有痛感，10 分钟后手术复位成功。

石学敏，这位被中国工程院原院长朱光亚誉为"鬼手神针"的当代中医针灸大家，不仅赢得国内同行的赞佩，还用很多成功案例向世界证明了针灸的神奇。

世界针灸学会联合会主席、中国针灸学会会长刘保延说，针灸由"针"和"灸"构成，采用针刺或火灸人体穴位来治疗疾病。针刺是把针具按照一定的角度刺入患者体内，运用捻转与提插等手法刺激人体特定部位，从而达到治病的目的。灸法是以预制的灸炷或灸草在体表穴位上烧灼、熏熨，利用热的刺激来预防和治疗疾病。

刘保延介绍，目前 103 个世界卫生组织会员国认可使用针灸，其中 29 个国家和地区设立相关法律法规，18 个国家和地区将针灸纳入医保体系。全球针灸从业人员达 30 多万。针灸的中外传承基地共有 6 家，涵盖美国、加拿大和澳大利亚。美国 1500 个临床指南中，有 30 多个推荐使用针灸。针灸已在美国 44 个州合法化，成为美国整合医学和医疗保健的一部分，目前美国针灸师已超过 4.5 万人。

针灸备受青睐，关键在于其临床上不可替代的疗效。北京中医医院针灸科主任医师王麟鹏介绍，世卫组织曾做过一项针灸临床研究报告的回顾与分析。该报告显示，已通过临床对照试验证明，针灸是一种有效治疗方法的疾病症状有 28 个；已初步证明针灸有效但仍需进一步研究的疾病与症状有 63 个；其他传统疗法难以奏效且个别针灸临床对照试验报告有效的疾病与症状有 9 个；在提供特殊现代医学知识和足够监测设备的条件下，可以让针灸医生尝试的疾病与症状有 7 个。

"国内患者以神经系统及骨关节疾病为主，国外多是疼痛性疾病患者。如果针灸在临床上没效，谁还会去做研究？"王麟鹏介绍，目前国内外针灸临床试验研究所涉及的病种已经非常广泛。经初步检索，共发现针灸临床或机理研究相关的 SCI 收录论文 2000 余篇，涉及肿瘤、心血管系统、消化系统等多种疾病。国际范围内已完成了针灸治疗中风等循证医学系统评价。

"然而，针灸发展仍然面临诸多挑战。"刘保延认为，最大的问题就是缺乏有力的临床疗效证据。针灸属于传统的经验医学，如何证明其疗效和安全性，是中医面临的一道重大课题。

针灸疗效不是"传说"

针刺麻醉与注射化学止痛药吗啡的麻醉效果非常相似。这说明针刺麻醉肯定有物质基础，不只是心理作用。

普通毫针针刺是微通法，火针或艾灸是温通法，三棱针放血是强通法——"贺氏三通法"在中医针灸界家喻户晓。火针方法是将 0.5 毫米粗耐高温的钢针在酒精灯上烧至通红，对准穴位，快进快出，不留针，整个时间不超过 0.5 秒，针刺后患者皮肤上出现一个小白点，感觉一点点疼。已故国医大师贺普仁认为，大凡缠手的病、百治无效的病——用火针就给医生露脸。像偏头痛、面神经痉挛，扎来扎去也不见好，用上火针几次就解决问题。

中国疼痛医学创始人、中科院院士韩济生最初加入针刺麻醉研究队伍，有点不太情愿，学西医的他并不相信中医针灸。当亲眼见证了一位 20 多岁女孩的开胸手术，用的完全是针刺麻醉，韩济生信服了。

当时人们对针刺麻醉的一个质疑是：针刺麻醉完全是心理作用，没有化学物质基础。韩济生负责人体针刺镇痛试验数据计算。最终计算结果曲线显示，针刺作用下，痛阈逐渐上升，到半小时左右处于高水平稳态。停针后曲线逐渐下降，平均每16 分钟镇痛效果降低一半，一小时后回复到基线。针刺麻醉的这一规律，与注射化学止痛药吗啡的麻醉效果非常相似。这说明，针刺麻醉肯定有物质基础，不只是心理作用。

既然针灸有麻醉镇痛效果，增加针灸次数会不会提升麻醉效果？在一定时间内，随着针刺麻醉次数的增加，如果体内产生的"抗吗啡物质"越来越多，麻醉效果会逐步衰减。沿着这个思路，韩济生在随后的试验中提取出一种抗镇痛的物质。

回顾 50 多年来的针刺镇痛研究，韩济生说，中医针灸有效性不容否定，其科学性值得继续加以挖掘。

中国中医科学院首席研究员朱兵从生物学角度来证实针灸的科学性。他说，针刺穴位 20~30 分钟后，人体会分泌号称"万能药"的糖皮质激素，从而有效缓解疼痛，针灸对机体内分泌系统有着广泛的调节作用。

"作为人体的最大器官，皮肤在生物学机能上是构成机体内外环境间的一道屏障。"朱兵说，针灸等体表刺激疗法产生对许多疾病发挥非特异调整的广谱效应，这就是内分泌—免疫功能的"皮—脑轴"机制。同时，体表刺激调节内脏功能，建立"躯体—内脏"联系。在进化过程中形成特有的生物学结构，来应对各种有害应激源的攻击，形成针灸效应的生物学机制。

立足临床才有出路

中医人要尽快从过去对"理想世界"的渴求中解脱出来，高度关注"真实世界"，不断提高中医疗效。

作为一种独特的非药物疗法，传统针灸理论强调"得气"才有最佳疗效。对患者来说，"得气"是酸、麻、胀、蚁行、流水的感觉。对医生来说，是针下沉，有牵拉感。临床上的"有效性"在于"得气"与否，但很难得到"科学性"验证。

2005 年，一位德国科学家以偏头痛为例进行了临床实验，

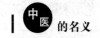

结果表明，中医传统针灸按辨证取穴治疗对临床疗效无帮助。这一结论在世界著名医学杂志《美国医学会刊》上发表后，引发的争论不断发酵。

"经络上的穴位是否具有特异性的疗效"，被认为是关系针灸学科发展的关键问题。以成都中医药大学梁繁荣教授为首的针灸经穴特异性研究团队，联合中国中医科学院针灸研究所等多学科单位，承担起国家 973 计划项目——"基于临床的经穴特异性基础研究"。该研究从整体代谢流的角度证实了经穴的调整效应最大，针对性最强，而非穴作用强度最弱，调整范围较窄。

对于中医针灸从业人员来说，在临床上取穴并不难。国外的研究者如果取穴位置不准确，研究结论难免发生偏颇。王麟鹏认为，中医针灸即使被不少国外研究者证明无效，也不等于针灸临床无效，问题出在研究设计和方法上，针灸科学性首先要由临床来验证。

"这几年中国人有关针灸研究的论文不少，被国外认可的却不多。"王麟鹏说，除了外国人的偏见外，一个重要原因是中医临床研究能力欠缺，由于中医人才知识结构不合理，有的只会做临床不会做研究，对疾病的认识与目前的主流医学差距明显，很难提出真正的问题，阻碍了针灸临床发展，也拉低了国外对国内研究的认识。

由刘保延牵头开展的一项中医针灸临床研究表明，针灸在治疗慢性严重功能性便秘方面具有明显优势。2016 年 9 月，该研究结果发表在国际权威医学期刊《内科学年鉴》，中国人关于针灸的研究正逐步得到国际认可。

刘保延提出，中医和针灸临床疗效评价方法研究应"两法并举"：一是按照国际公认的临床研究方法，对中医药的疗效进行对照验证；二是建立"真实世界"临床实际条件下开展临床研究的方法学，推进"真实世界中医临床研究范式"，通过"证据链"的形成不断深化中医针灸防治疾病的能力和水平。

只有在"真实世界"的条件下，中医针灸的优势特色才能得到充分发挥。刘保延介绍，"真实世界"的临床科研，是指在常规医疗条件下，利用日常医疗实践过程中所产生的信息开展科研活动。而"理想世界"的临床科研要求根据研究目的，人为地通过一定的方法，使研究对象尽量保持高度一致性。

刘保延说，随着大数据时代的来临，中医人要尽快从过去对"理想世界"的渴求中解脱出来，高度关注"真实世界"，从而不断提高中医疗效，把中医针灸这张"中国名片"擦得更亮。

中医闯世界　凭的是真功夫

从"中华瑰宝"到应对全球卫生挑战的"济世良方"，中医药的朋友圈会越来越大。

2017 年初，浑身布满穴位的针灸铜人，在瑞士日内瓦世卫总部亮相。中医药正在赢得世界认可。

世界需要中医药。中医的生命力，在于它是一种异质医学，有着与西医完全不同的治疗理念。在西医看来是不治之症的疾病，中医依然能上演妙手回春的传奇。以银翘散 + 麻杏石甘汤的方法治疗甲流，得到了世界的广泛承认。2011 年，国际权威医学期刊《内科学年鉴》发表了中药治疗甲流的临床研究，被认为是中医药研究走向世界进程中具有标志性的重要

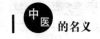

事件。

中药的需求和发展，主要缘于世界疾病谱的改变。慢性非传染性疾病已成为 21 世纪人类最大的杀手。中医治未病，彰显其独特的优势，解决了西医无法解决的医学难题，为全球卫生治理提供了"中国处方"。中医药传播目前已遍及 183 个国家和地区，海外建立的中医药中心已有 10 个。据不完全统计，全世界（数据不包括中国）中医药团体约 1200 多个，目前受过专业培训的中医针灸师约有 50 多万名。

洋中医越来越多，也越来越牛。中国中医科学院院长张伯礼院士注意到一个显著变化：现在国外执业的中医师 70% 是洋中医，中医服务的患者 70% 是外国人。中医药在海外蓬勃发展。

尽管中医药发展迎来了天时地利人和的大好发展时机，但以西律中、中药西管的惯性思维一时难以改变，以科学化、标准化、规范化的尺子来改造中医药的行为时有发生。一个典型的例子是，今年年初，国家食药监总局下发《中成药通用名称命名技术指导原则（征求意见稿）》，拟对含有宝、灵、精、速效等用语的中成药改名，含有人名、地名的命名也要改名，而且对原先药名也有追溯性，一旦实施云南白药、马应龙等5000 多种药品需要改名，不论改名的巨大经济成本，中医药多年积累的品牌效应将荡然无存。如果不停止对中医的所谓科学化改造，"中医的故乡在中国"可能并不是个传说。

针灸被维基百科定义为伪科学的尴尬，警示中医药走向世界并非一路坦途。中医药海外受宠，也会失宠，能不能从边缘走向中心，关键在于中医界临床上的真功夫。凭此走向海外，从"中华瑰宝"到应对全球卫生挑战的"济世良方"，中医药的朋友圈会越来越大。

陈冯富珍：加速中医药走向海外

2016 年 11 月 22 日是二十四节气的小雪。天地初飘雪，人间几许寒，上海迎来今年入冬最大降温。在全国最早的医史类博物馆——上海中医药博物馆，迎来一位尊贵的客人。

在第九届全球健康促进大会间隙，世界卫生组织总干事陈冯富珍在上海市副市长翁铁慧等陪同下，走进上海中医药大学校园，参观上海中医药博物馆。

陈冯富珍一行重点参观博物馆历代医学荟萃展区、中医养生文化展区和近代海上中医展区。当解说介绍葛洪及《肘后备急方》，中国中医科学院终身研究员屠呦呦受此启发，用低沸点的乙醚提取青蒿素时，她用普通话大声说："加热了就没用了"。

上海中医药博物馆 1938 年成立至今，乾隆御制针灸铜人是镇馆之宝。这是一个缩微版的极为罕见的女性铜人。陈冯富珍饶有兴趣地说，中医针灸申请了联合国教科文组织非物质文化遗产，在不少国家获得立法推行，要加速中医药走向海外。中医针灸属于中国，这不容置疑。

陈冯富珍对展区的文物和史料表现出浓厚的兴趣和关注。在古代医学行医用具的展览前，解说员介绍了行医小药箱。陈冯富珍好奇地问：能够放多少种药物？解说员回答说 10 种后，就接着介绍下面的内容。陈冯富珍再一次发问：能放多少药？得到确认后，她笑着说，以前 10 几种药就能治病，但现

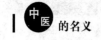

在用……未等她说完，引得旁观人阵阵欢笑。

陈冯富珍告诉记者，她在香港任卫生署长期间，花了 10 多年了解中医中药，老人老办法，新人新办法，解决了中医师的执业难题。对中草药进口和成药进口制定出一套监管办法，促进了香港地区中医药的发展。

整个参观的过程，陈冯富珍一直讲普通话。她说，尽管我是西医，不懂中医，但是我学了中医，就是为了管好中医。香港地区中医药的发展，完全因为内地的中医药界这个"大后盾"给予的大力支持。"

结束参观时，上海中医药大学校长徐建光笑着说，"上海中医药大学建校 60 年来，坚持大格局、大平台、大协同的理念，全方位推进中医药海外发展战略，充分展示国家软实力和中华文化魅力，在望、闻、问、切中增进了解，传递友谊，提升中医药的国际影响力。您给我们博物馆题个词吧。"

陈冯富珍拟好草稿，郑重地写道："传统医学文化是中国的瑰宝，要发扬光大。"她说，这一次匆匆忙忙来，下一次还要来看中医药的振兴发展。

为全球健康提供"中国处方"

以一根针、一把草示人，以简便验廉著称的中医药，却解决了不少西医无法解决的医学难题。

2017 年 1 月 18 日，国家主席习近平访问世界卫生组织。

作为首位到访世卫组织的中国最高领导人，习近平主席和世界卫生组织总干事陈冯富珍共同出席中国向世界卫生组织赠送针灸铜人雕塑仪式，为针灸铜人揭幕。执此为礼，寓意深刻。

针灸铜人始创于宋天圣四年（公元1026年），它既是针灸教学的教具，又是考核针灸医生的模型。小小铜人及释解图经，是中国乃至世界上首次由政府颁布的针灸标准。它所承载的最具中国特色的针灸治疗方法，国际认可度最高，也一直被视为中医药走向国际的名片。

然而，"走出去"容易，"融进去"却很难。从当年尼克松访华引发美国针灸热，到英国王室政要推崇针灸等传统技能，再到针灸被列为联合国教科文组织"非物质文化遗产"，越来越多外国人接受并欢迎中医针灸，视其为世界传统医学的瑰宝。不过，即便如此，一路走来，质疑之声如影随形。就在不久前，维基百科还在英文页面上称针灸属于"伪科学"。

疗效最有说服力，针灸的有效性不容否认。放眼全球，103个世界卫生组织会员国认可使用针灸，其中，包括澳大利亚、匈牙利等29个国家和地区设立了法律法规，新西兰、瑞士等18个国家和地区将针灸纳入医疗保险体系；去年9月，我国针灸疗效的临床研究首次登上美国《内科学年鉴》，标志着国际权威医学界的认可。"中国针灸"风靡全球的趋势，是对各种质疑最有力的回击。

实际上，以针灸为代表的中医药，不仅仅是"老祖宗留给我们的宝贵财富"，亦是"对世界有大贡献的"。进入21世纪，以征服心脑血管疾病等慢病为目标的"第二次卫生革命"受阻，医疗费用恶性膨胀加重医保负担，促动世人对现代医学模式的反思。而以一根针、一把草示人，以简便验廉著称的中医药，却解决了不少西医无法解决的医学难题。以耐药菌问题为例，G20 杭州峰会公报称，抗生素耐药性严重威胁公共健康、经济增长和全球经济稳定。而英国中草药注册局主席艾玛·费伦特表示，中草药在替代抗生素治疗某些疾病方面可能会扮演重要角色，并防止更广泛耐药性出现。更为关键的是，两千年前中国先哲"上工治未病"的理念愈发成为一种共识，世界医学正发生"以疾病为中心"向"以健康为中心"的转变。

历史机遇来到眼前，中国应更加坚定发展中医药的信心和决心。去年，国家出台了首部中医药专门法律，发布了中医药发展战略规划纲要和中医药白皮书，开启了依法发展中医药事业的新征程。今年，我国政府又与世卫组织签订"一带一路"卫生领域合作谅解备忘录等协议。中医药振兴发展需要紧紧抓住这个天时、地利、人和的大好形势，充分发挥在治未病中的主导作用、在重大疾病治疗中的协同作用、在疾病康复中的核心作用，更要把中国文化特别是中医药文化带到海外，让全世界人民知其然也知其所以然，最终心悦诚服地接受中医药。

"我们要继承好、发展好、利用好传统医学，用开放包容的心态促进传统医学和现代医学更好融合。"习近平主席的致辞，为传统医学发展指明了方向，提供了遵循。我们也期待与世界卫生组织一道，为推动传统医学振兴发展发挥更大作用，为全球卫生治理提供"中国处方"，实现人人享有健康的美好愿景。

中西医要一碗水端平

ZHONGXIYIYAOYIWANSHUIDUANPING

西医也应学点中医

中成药和西药临床合用，究竟是相互促进还是相互抵消，目前还缺乏实证数据。因此，中成药与西药联合使用，必须考虑安全性问题。

感冒了，开点"板蓝根冲剂"；腰酸了，开点"六味地黄丸"……这是不少西医给患者开出的中成药。北京市中医药管理局的一项调查显示，超过70%的中成药是由西医开出的。

选用中成药，必须遵循中医处方用药原则，如"辨证求因、审因论治、依法选方"等。否则，不但于病无益，甚至会因用药不当而引发不良反应。比如，日本曾将小柴胡汤制剂广泛用于治疗各种肝炎，有人长期服用，结果出现间质性肺炎，这就是滥用中成药导致严重危害的典型案例。

中医重整体，西医重局部，中西医属于两套不同的医学体系。西医对中医理论基本知识和中药药性了解不够，在应用中成药方面经验不足，难免会给患者带来不利影响。例如，对于以发热、咽喉肿痛为主诉症状的风热感冒来说，"板蓝根"很管用；而对于风寒引起的感冒，则效果较差。如果西医对中医辨证论治理论缺乏了解，遇到感冒患者就开"板蓝根"，不仅药不对症，而且可能引起胃痛、恶心、呕吐、腹泻等症状。2008年北京市18家三级以上综合医院与部分中医医院调查结果显示，西医开具中成药处方不合格率最高为43.4%。

　　西医开中药还有一个弊端是，西药与中成药开在一起，容易出现药品间的配伍禁忌，轻则会降低疗效，重则会增加毒副作用。例如，含有机酸的中成药，如大山楂丸、人参健脾丸，不宜与磺胺类药物合用，否则会出现结晶尿、血尿等。这些禁忌在药品说明书以及相关教科书中并没有明确说明。此外，中成药所用的原料均为天然的植物、动物和矿物等物质，化学成分极为复杂，很多药理尚不清楚。中成药和西药临床合用，究竟是相互促进还是相互抵消，目前还缺乏实证数据。因此，中成药与西药联合使用，必须考虑安全性问题。

　　当然，如果因为中西药混用的安全性问题，禁止西医开中成药，并不利于中药事业发展。最好的办法是，让西医也学点中医。西医开中药，首先要"西学中"，补上中医基础课。"西学中"要从医学院校教育开始。在现行的医学体系和教育模式下，中医必须掌握西医知识，西医却不必掌握中医知识，结果导致西医走上临床后，除了一些中成药名称之外，对中医知识一片空白。今后，西医院校的课程安排中，应加强中医基础知识教育，这样才能让"西学中"落到实处。同时，要从医生培养制度上倡导西医学习中医，掌握中医学的基本理论、基本知识和技能，通过举办西医学习中医班、中成药使用学习班，促进中成药的规范使用，造就一批中西医结合专业人才。

　　药品是把双刃剑。合理使用是福，不合理使用就是祸。明代李时珍在《本草纲目》中指出："用之得宜，皆有功力；用之失宜，参、术亦能为害。"因此，为了尽量减少药品不良反应，有关部门应尽快制定《中成药临床使用指南》，规范西医用药行为，保证患者用药安全。

中西医何必争意气

> 望、闻、问、切是中医诊疗的基本功，任何时候
> 都不能荒废。就像有了汽车、火车和飞机以后，人依
> 然需要迈开双腿走路一样。

"中医诊脉验孕"成为近日网民关注的热点，再次掀起了
中西医之间的论战。

尽管当事人限定为个人间的较量，不要升级为中西医间的
斗争。但是，仍有人把它当成是中西医擂台比武。通过约战的
方式来探讨医学问题，看起来像是街头打架，根本分不出胜负
高下。掌握技术的人水平高低，并不能代表这项技术的优劣，
博大精深的中医药并不会因为一次较量而被否定。因此，如此
约战毫无意义，只是意气之争，中西医没有必要分高低论长
短，应把精力心思用在提高诊疗技术上，治好病才是正道。

"中医诊脉验孕"事件的背后，反映了很多人对中医的不信
任。从上世纪开始，中医备受质疑，存废之争愈演愈烈。事实
上，中医药是打开中华传统文化的钥匙。对中医的盲目质疑和
否定，是数典忘祖、妄自菲薄，也是对中华文明史的不尊重。

滑脉是中医脉诊判定怀孕的主要依据。它是中医脉诊中的
一种脉象，脉往来流利，应指圆滑，如珠滚玉盘之状。人体血
管通顺、子宫供血丰富时都会有"滑脉"特征，并不仅出现在
孕期。换句话说，大多数孕妇脉诊时会出现滑脉，但脉诊为滑

脉的却未必是孕妇。从西医的角度看，由于孕妇的血液循环受到妊娠的影响，理论上也可能出现脉搏的变化，借助血流动力学的相关指标来判定，切脉验孕可以获得证实。

其实，中医验孕并非单靠"脉诊"。望、闻、问、切中医四诊，各有其独特作用，不应相互取代，而应互相结合、取长补短。因为疾病的发生、发展是复杂多变的，症候有真象也有假象，有的假在脉上，有的假在症上，临床上有"舍脉从症"和"舍症从脉"的方法。"望而知之谓之神""闻而知之谓之圣""问而知之谓之工""切而知之谓之巧"，只有四诊合参，司外揣内，辨证施治，方能手到病除。

也有人认为，怀孕没怀孕，做个 B 超就一目了然，何必费力去诊脉？目前各大医院都配备了 B 超、CT。在临床上，最新的科技设备提供了更为清晰准确的影像资料。因此，不少中医患了"设备依赖症"。传统的中医"四诊"技术越来越受冷落。

望、闻、问、切是中医诊疗的基本功，任何时候都不能荒废。就像有了汽车、火车和飞机以后，人依然需要迈开双腿走路一样。因为很多地方是借助任何交通工具都到达不了的，只能靠人的双腿。不单单是中医，西医也是同样如此。如果认为听诊器不如 B 超、CT，叩诊锤不如核磁共振，为什么不把这些检查方法取消呢？因为在临床工作中，没有一种仪器可以代替医生直接接触病人。医生越近距离接触病人，发现的问题就可能越多，冰冷的机器永远无法代替医生的检查。

在医学仪器设备日新月异的今天，中医基本功没有过时，而且永远不会过时。《问中医几度秋凉》一书写道："中医的精髓正像围棋一样，它不是像西医一样用不断发明新技术、新药来治病，而是如围棋手的升段，不断提升认识境界。"如果

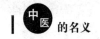

中医生不把心思放在提高基本功上，而是一味地依赖仪器设备，老百姓信任度就会降低，中医阵地也会不断萎缩。

一颗星照不亮一片天空。中医和西医不是敌人、不是对手，而是同一战壕的战友。人类面临的共同敌人是疾病。愿中西医之间消除偏见，共同照亮人类的天空。

中医勿用西医"尺码"

中医疗效谁说了算？当然是患者说了算，这是中医药赖以生存的前提。中医疗效评价要用自己的"脚"去"试鞋"，避免"郑人买履"的误区。

最近，笔者看到一段著名医学家吴阶平谈论中医的史料。吴阶平回忆，当年在北京协和医学院读书时，曾批驳过针灸能治疟疾。他说："当时我说疟疾是由疟原虫引起的，难道针灸能把疟原虫一个一个地扎死吗？后来我才知道针灸能够提高机体的抵抗力，从另外一个角度治好了病。"

用西医的视角很难理解中医，这是缘于中西医治疗思路的差异。西医治的是病，消灭侵入人体内的病毒；中医治的是人，用药的偏性来纠正人的偏性，从而调节人体平衡。有人用"矛"和"盾"来比喻中医和西医治疗理念不同。西医治疗重外力，相当于让进攻的"矛"变利；而中医治疗重内力，提高人体自身的免疫力，让防御的"盾"变坚实。

西医治疗运用"战争"模式，中医治疗采用"和平"模式，从而带来临床效果的差异。20世纪90年代，何大一教授发明了"鸡尾酒疗法"，艾滋病患者的病毒载量以对数级下降。当时一些专家乐观地估计，人类在5年内攻克艾滋病。然而，药物毒副作用太大，在杀死艾滋病病毒的同时，体内的其他细胞也未能幸免。最可怕的是，有些病毒藏起来，抗病毒的药物无法消除，会出现更凶险的病症。中医药治疗艾滋病，尽管没有除恶务尽，患者带"毒"生存，不符合现行的评价标准，但能延缓艾滋病病毒感染者进入发病期，降低病死率，降低机会性感染发病率且改善症状体征。

人们常说："正气足，百病莫生。"中医的治疗理念是扶正固本。扶正就是扶助正气，固本就是调护人体抗病之本。正气相当于现代医学的免疫功能，治疗以调护人体正气为主，"留得一分正气，便有一分生机"。正气虚弱，不能抗御外邪侵袭以至各系统相继虚损，治疗起来往往"按下葫芦起了瓢"，让病人备受折磨。中医所说的"正气存内，邪不可干"，目的是保护和改善患者的免疫功能，扶正固本，提高生活质量，并使患者长期带"毒"生存。

中医不能包治百病。对于中医药来讲，有疗效就是硬道理。中医延续几千年靠的就是疗效，中药疗效的评价却遭遇现实难题。1956年石家庄发生乙脑大流行，死亡率达30%。中医蒲辅周治疗167例乙脑患者没有一例死亡。有关人员却说，这样的治疗效果不能算医疗成果。167例患者用了98个方子，平均每个方子用不到两个人，没有统计学意义，所治疗的患者都是个案。其实，中医药几千年来治疗大量的病例，是名副其实的"大数据"，但缺乏系统梳理，没有把这些散落的珍珠串起来，形成有效的疗效证据。因此，运用循证医学的方法进行中医临床研究，提高其科学化、客观化已势在必行。

中医疗效谁说了算？当然是患者说了算，这是中医药赖以生存的前提。评价中医的疗效，要从患者对自己健康状况的测量等方面进行评价。无论中医还是西医，治的是病，救的是人，忽视了活生生的人的感受和体验，如此评价疗效是舍本逐末。中医治人，在治疗过程中讲究"辨证论治"，是针对患者的"证"来进行治疗，通过吃药来改善患者的体征，关注患者的主观感受，关注患者生活质量的改善。如果无视二者治疗理念的不同，用西医指标来评价中医疗效，一味强调指标的正常，有点像强行治罗锅，结局是罗锅没了，人也没了。

中医疗效评价要丢掉西医的"尺码"，用自己的"脚"去"试鞋"，避免"郑人买履"的错误。改变中医疗效评价滞后的局面，亟须建立符合中医自身特点的评价指标体系。中医疗效有赖于整体中医诊疗水平的提高，解决现代医学解决不了的疑难重症，发挥其独特优势造福人类。

中西医结合不能"一边倒"

中西医结合被简化为中药加西药，中医西医简单混合，并未有机结合，更谈不上完全融合。

一名中西医结合外科专业的研究生，临近毕业才知道连做一名外科医生的资格都没有，执业范围只写在教材上。中西医结合的毕业生，中医和西医都不认可，处境尴尬，只能选择中医院或西医院的中医科。

1956年，毛泽东提出"把中医中药的知识和西医西药的知识结合起来，创造中国统一的新医学新药学"，中西医结合这一概念逐步在我国医学界出现。近几十年来，中西医结合研究取得许多成就，如活血化瘀研究、肾本质研究、急腹症治疗研究、针刺镇痛原理研究、三氧化二砷治疗白血病机理研究等。国医大师吴咸中院士被誉为"中西医结合的擎旗人"，他曾经说，如果不是中西医结合，他可能只是一个普通的外科大夫。

中医和西医分属于不同的医学体系，诊疗方法、评价标准各不相同，中西医结合并非易事。在实践中，中西医结合出现了"一边倒"的倾向。其中深层次的原因，可以从"医生"、"医治"、"医学"不同层面来分析。从医生层面说，中西医在实际结合的过程中，容易出现"两层皮"，或者是"一边倒"。"西学中"学到最后，西医还是不信中医；"中学西"学到最后，中医都不信中医了，甚至弃中学西。中医不如西医科学思想根深蒂固，认识上的误区很难在短期内消除。在医治层面，以正骨治疗为例，中医的小夹板不需要开刀，只需几百元，而西医的正骨手术要开两次刀，费用上千元。简便验廉的中医，在竞争中逐渐被淘汰。中医不如西医赚钱，干中医的没有积极性。中西医结合需要有效的激励机制来推动。在医学层面，中西医结合被简化为中药加西药，中医西医简单混合，并未有机结合，更谈不上完全融合。

中西医结合是一项艰巨的任务，需要几代人的不懈努力。做好中西医结合，关键是要发展壮大中医药，这是中西医结合的基础。在西医占据绝对主导地位的形势下，强者和弱者怎么可能真的结合？中西医结合的结局往往是"结合一点，消灭一点；完全结合，完全消灭"，中西医结合"一边倒"，最终导致中医西化。

"青山遮不住，毕竟东流去。"进入现代社会，中医药出现前所未有的生存危机。例如，师带徒的传承模式几乎被院校教育所取代；部分野生中药材濒临灭绝；中医五脏六腑、阴阳五行理论遭质疑；中药西管与中医西管从政策上束缚了中医药的发展。香港中文大学中医中药研究所梁秉中教授在《当中医遇上西医》一书序言中指出："科技的成果，造成了它的专横跋扈，早已形成唯我独尊之势，除非传统医学能及时引进科学，利用科学，否则也只好安于自我封闭了。"中医药是一个伟大的宝库，只能在继承、创新、发展中去保持固有的特色，努力发掘，加以提高。面对"西医强中医弱"的现实，政府应把发展中医药上升为国家战略，多些包容、多些帮助、多些扶持，为中医药发展创造更有利的环境。

随着人类疾病谱发生重大变化，中国传统医学面临难得的发展机遇。我们盼望中西医相互学习、相互补充、共同提高、携手同行，打破中西医之间的壁垒，创造中西医相互融合的新医学，为人类健康造福。

打中医牌子却走西医路子

从"西学中"到"中学西"，中西医结合不仅没有拯救中医，反而遭遇尴尬命运，打中医牌子却走西医路子。

1.西医不搞中医了，中医也不搞西医了，中西医结合成为

多余的"第六指"。

2009 年 4 月 30 日，国医大师朱良春在江苏南通收了他的入门弟子方邦江。方邦江是上海龙华医院急诊科的主任。原本学习中医的他，后来改学西医，一直读到博士后，并成为中华医学会急诊分会的委员。方邦江说，中医是上大学时学的，接受的是院校教育，这次是想补上拜师学中医这一课。

方邦江的经历，是中西医结合的一个典型案例。

"中西医结合"概念始于 1956 年。当年，毛泽东提出："把中医中药的知识和西医西药的知识结合起来，创造中国统一的新医学、新药学。"自此，我国医学界出现了中西医结合的潮流。朱良春是当时江苏省"西学中（西医学中医）"的授课老师，每个省有 70~80 人的西医离职参加两年一期的中医学习班。

回忆当时情景，朱良春感叹，"西学中"是不可想象的。20 世纪以来，只有中医学习西医的，而没有西医学习中医的。由于政府对歧视中医、限制中医的错误做法进行了纠正，中医才走进了西医独占的医院，使其成为"综合医院"，同时全国成立多所中医医院，这为开展中西医结合奠定了基础。

在诊治同一位病人的过程中，中西医共同诊断、共同治疗，这是中西医结合的最初形式。朱良春说，毛泽东关于西医学习中医、整理与发掘中医的号召，变成了千万人参加的社会实践，越来越多的中医走进了西医医院大门，促进了中西医团结合作。

1980 年，卫生部召开全国中医与中西医结合工作会议，首次明确："中西医结合开始作为与中医、西医并列的一支力量。"对此，国医大师吴咸中院士感到前所未有的担忧。他说，实际上，西医不搞中医了，中医也不搞西医了，中西医结合成为多余的"第六指"。

半个世纪以来，中医和西医在竞争的过程中，遭遇了一场"淘汰赛"。中国中西医结合学会会长、上海中医药大学院长陈凯先院士说，中西医结合的出发点本是"西学中"，即用西方现代医学的方法整理、挖掘中医药学这个宝库，然而，半个世纪后，西医反客为主，其强势已是不争的事实。据统计，截至2010年底，全国执业（助理）医师241万人。其中，中医医生约28万人，中西医结合医生只有7万人。

2. "西学中"学到最后，还是偏向西医；"中学西"学到最后，连中医都不信了。

吴咸中被誉为"中西医结合的擎旗人"。他曾经说，如果不是中西医结合，他可能只是一名普通的外科大夫。他采用中西医结合的方法，在治疗腹部疾病方面闻名海内外。让吴咸中露脸的灵丹妙药是《伤寒论》中的通里攻下法，通里攻下就是调整肠道蠕动，促进排泄。1982年，世界卫生组织公布中国在世界领先的五项医药学项目，中西医结合治疗急腹症等五项医学项目并列其中。

中医、西医属于不同的学术体系。像吴咸中这样将中医西医有机结合、融会贯通的人，可谓凤毛麟角。中西医在实际结合的过程中，不是中医、西医两层皮，而是一边倒，"西学中"的学到最后，还是偏向西医；"中学西"的学到最后，连中医都不信了，甚至弃中学西。有人说，中西医结合，名为发扬中医，实则消灭中医。中西医结合一点，中医消灭一点；中西医完全结合，中医完全消灭。这话虽然偏激，但不无道理。

朱良春说，中医和西医可以互相了解，互相配合，甚至在将来创造出一个"结合医学"的体系，但决不能急功近利，更不应该从西医的标准出发，肢解、改造中医。如果中医被肢解、被改造了，中医不存在了，那中西医结合也就没有依托了，就会自然消失。在西医处于绝对主导地位的情况下，中医在中西医结合的名义下日渐式微，容易完全西化。

在一次晋升主任医师的答辩会上，国医大师颜德馨问一名中医师："中医八纲是什么？"对方竟然答不出来。颜老说，八纲，即阴、阳、表、里、寒、热、虚、实，是辨证论治的理论基础之一。不少中医要靠化验单、听诊器看病，不是切脉和看舌苔，中医西化越来越严重。

"用一点中医，用一点西医，就是中西医结合吗？"陈凯先院士说，好多人片面地认为，中西医结合就是中医加西医、中药加西药，这只是一点皮毛。

浙江省康莱特集团董事长李大鹏院士说，中医需要说"现代话"。中医的说理始终停留在古代哲学层面上，从时代性来看存在着缺陷，中医为了适应现代社会需求，也就自然地借用西医理论来弥补自己说理上的不足。久而久之，西医的思维便不可避免地渗透到中医临床，中医思维便被逐渐淡化。

3. 中医医院普遍存在"三低"，即中医治疗率低、危急重症就诊率低、中草药使用量低。

江西崇仁中医院曾经爆出创收黑幕：有一名外地的车祸病人，入院 24 小时内竟被做了 10 次 CT，因为医生有提成。医院把业务收入分解到各科室，医生工资实行"不保底、不封顶"。中医药本来属于简、便、验、廉，没有办法创收，但医

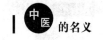

院给医生下达任务，完不成就扣钱。

近年来，国家中医药管理局对全国中医医院医疗质量监测的结果显示，我国中医医院普遍存在"三低"现象，即中医治疗率低、危急重症就诊率低、中草药使用量低。目前，全国有3000多所中医院，没有一家是真正传统的中医院，多数是中西医结合医院。有的医院名为中医院，却没有几名中医医生；有的中医医生，一年多时间没开过一次中医处方；有的中医院住院病房，根本闻不到中药味。

由于中药经济效益差，不如西医西药和仪器化验收费多，因此，有的中医院甚至放弃了中医中药，大量引进西医医疗器械，实际上是"打中医的牌子，走着西医的路子"。

把中医院西化归结为"中西医结合"，可能有点简单化了。中华医学会副会长、浙江省科协主席李兰娟院士认为，中医院引进现代设备、提高诊断及抢救等综合服务能力是不可缺少的，手段现代化不等于就是"西化"，关键是要看内涵，中医药人员的思维模式不能西化，要根据病人情况和中医优势，选择最适合的治疗方法，做到中西医结合。

朱良春曾患有急性胰腺炎，动手术治疗一周，生命垂危。他对医生说："我要吃中药。"通过中药灌肠的方法，他转危为安。国医大师何任在50多岁时被查出患有多种肿瘤，吃了近40年的中药。何老说，他目前身体很健康。与认定中医能救命的国医大师相比，年轻中医往往对自己的中医水平信心不足，觉得还是用西医方法来得更快，而把中医技术扔在一边，走上中西医结合的道路。

国家中医药管理局有关负责人表示，中医院的根基是"中"，但现在都往"西"那边跑，搞中西医结合，其实是个收费机制问题。

国家中医药管理局对全国 102 所中医医院调查发现，现行国家公布的 97 项中医医疗项目价格，在计算出成本的 54 个项目中，有 40 项处于亏本状态，亏损项目近 3/4。我国各级医院现行的收费标准中，共含有 3966 项服务项目，而中医仅占 2.45%。中医不仅价格低，而且收费项目也少。如中医骨折复位收费标准只有 1 项，仅为 80 元，而西医创伤骨折手术收费有数十项，标准按不同类型医院从 245 元到 1186 元不等。在骨科，西医的收费标准多达 210 多项，细到一个小手指的肌腱手术，而中医却只有骨折和脱位两项。

李兰娟表示，由于收入太低，相当多的中医院不得不放弃中医特色和优势，大量开展收费较高的现代医学检查、治疗和手术，以补偿中医服务的亏损，这就不难理解中医院为何变身中西医结合医院了。

中西医结合还是"两张皮"

从简单"混合"到有机"结合"，最终到完全"融合"，是中西医结合发展的趋势，然而——中西医结合还是"两张皮"。

1."中医西化""以药养医""以西养中"成了普遍现象，简、便、验、廉的中医药因其"廉"而受到有意无意的排斥，阻碍了中西医结合的进一步发展。

"中医好，西医也好，中西医结合更好。"这句话的来历，年过九旬的国医大师朱良春至今铭记在心。新中国成立不久，林伯渠手术后频频呃逆，不能进食，医生曾两次下病危通知。周恩来总理十分焦急，请章次公诊脉查病。他只用一味药，煨成独参汤，用勺一点一点地倒入病人口中。半个时辰，病人不再呃逆。至此，47天的顽症完全治愈。周恩来亲自主持召开病案讨论会，讲了上面那段话。

半个多世纪以来，中西医结合事业取得令人瞩目的成就。我国现有中西医结合医院257家，医师7万多人，医学硕士培养点82个，博士培养点31个，培养了一大批不同层次的中西医结合人才。活血化瘀等多项研究项目获得国家自然科学奖和国家科技进步奖。

"中西医结合"诞生以来，争论就一直没有停止过。中国中西医结合会会长、上海中医药大学院长陈凯先院士说，中西医结合至今并没有形成一个学术界公认的、内涵确定、外延清晰、符合逻辑规则的科学定义，多是从常识、经验、技术操作层面的解释。

回首中西医结合的道路，朱良春说，中医与西医在临床上的结合非常成功，但在中西医理论上的结合收效甚微。由于对中医、西医之间的联系与差异缺乏了解，很多研究带有盲目性，也不乏荒谬之处。

有人说，中西医结合的历程，大体可以概括为"主观愿望——西化中医——中医衰落"三部曲。陈凯先认为，中西医结合面临着"不中不西"的问题，中医底蕴不深、西医基础不牢、中西医知识融合不够，没有突破中医和西医的局限，没有建立起独立的思维方式和理论体系。

中国中医科学院院长张伯礼院士说，中西医结合事业的生存和发展脱离不了经济支撑。当医疗被推向市场，"中医西化""以药养医""以西养中"成了普遍现象，简、便、验、廉的中医药因其"廉"而受到有意无意的排斥，阻碍了中西医结合的进一步发展。

中西医结合面临的困境，与专业人才断档不无关系。一些中西医结合的老专家，被称为是一代"剩人"，剩下的人；或者被称为是一代"完人"，后继无人。

浙江中医药大学校长范永升教授认为，中西医结合缺乏政策层面的支持。执业医师中有临床医学和中医学，但没有中西医结合，导致有些中西医结合专业方向毕业生找不到相应岗位，"报国无门"，改走临床医学或中医学的道路。

2. 中西医结合的疗效，优于单纯西医，也优于单纯中医。两种医学不能互相代替，但是可以互补。

一位来自浙江的强直性脊柱炎患者，给卫生部中日友好医院副院长彭明强留下深刻印象。"那时全国名老中医焦树德还在世，患者已经无法站立行走，坐在一个轮椅上。经过焦老一个多月的精心治疗，患者整个人都变了，腰背都挺直了，精神状态很好。"这个病例让学西医出身的彭明强体会到中医独特的疗效。

近年来，我国的疾病谱发生了很大变化。由生活方式引发的糖尿病、高血压等复杂性代谢疾病高发。张伯礼说，这些疾病由多种因素造成，单靠一种药、一个途径、一个靶点很难解决根本问题，需要中药多种成分、多种途径、多个靶点发挥综合作用，标本兼治。

朱良春坦承，中医也有一定的局限。直肠癌早期的症状，容易与慢性痢疾混淆，如果不运用现代医学的方法早期确诊，就会贻误病情。现代医学科学所得出的检查证据，已大大超出中医望、问、闻、切的诊察范畴，对多数疾病能做出明确诊断。

中西医结合的疗效，优于单纯西医，也优于单纯中医。张伯礼说，在一些重大疑难病、复杂性疾病诊治中，中西医结合更是经常采用、确有疗效。使用介入方法治疗心肌梗死，20%~25%的病人术后会出现心肌血液供应不能恢复的问题。如果在围手术期使用中药，这种情况的发生率会降低一半。

中医和西医各有所长，各有不足，能不能取长补短有机结合？

国医大师颜德馨说，中医基本理论很简单，"一、二、五、六"。即天人合一；看病要用两分法（阴阳、虚实等）；五行相生相克；六经包括太阳、阳明、少阳与太阴、少阴、厥阴。但是，这些内容从西医的角度很难理解。

中医和西医是两个医学体系。张伯礼说，西医是基于解剖、生理、病理基础上的分析科学，重视形态机构和病变局部。中医学是在系统论指导下的整体医学，强调人与自然和谐，重视人体功能状态和整体调节。两种医学站在不同角度和层次把握人体的健康，具有等同的科学价值，有很强的互补性，但不能相互取代。

张伯礼强调，中西医结合是取两法之长，是现代医学发展的必然趋势。令人可喜的是，在生命科学领域，两种医学逐渐靠近，宏观整体与微观局部相结合，高度分化与高度综合相统一，这种观念已逐渐成为现代生命科学的主流。

中西医结合的过程，不仅仅是对传统中医药学的发掘、整理、研究和提高，同时也是对现代医学的丰富和发展。浙江省康莱特集团董事长李大鹏院士介绍，薏苡仁按中医原理"性味归经"分析，作用的靶向器官是脾。运用现代药物研究方法，对代谢物和排泄分析，证实药物浓度最高的器官确是脾。通过提取有效成分，制成了抗肿瘤新药康莱特注射液。一支注射液的剂量，相当于服用好几公斤薏苡仁。

3. 中医辨证，西医辨病，各有短长。将辨证与辨病相结合，就是发挥中西医诊治疾病的集合优势，创造新的诊疗体系。

张伯礼为一名肝癌患者诊治，病人主述舌下痛。病人翘起舌头，张伯礼发现，舌底有一片暗红色的淤斑。没听过，也没见过，以往教科书和历代医籍也未有记载。带着疑问，他在临床上给每一名病人都看一下舌底，一连看了几千人。这让张伯礼明白，两千多年历史的舌诊，还有很多工作要做。他将舌诊现代化研究作为切入点，引入物理学、微电子学等多种研究方法，开展"舌诊客观化研究"，并得到了全国中医诊断学的最高奖励。

谈起中西医结合的前景，张伯礼表示，在临床上的结合点是，对同一患者用中、西医两种方法提高疗效；在理论上的结合点是，用现代科学方法，采用宏观与微观相结合的研究方法，阐明两种医学结合作用的机制。要坚持主体发展与多元开放并进，吸取现代科学的精华，融两种医学之长，优势互补，以疗效为核心，以方法为重点，从而推动中西医结合事业的发展。

国家卫计委副主任、国家中医药管理局局长王国强表示，中西医结合工作面临着难得的发展战略机遇，中医药事业加快发展为中西医结合工作营造了有利的环境。中西医应该互相学习对方的优点，取长补短，共同促进未来医学的发展。

2003 年，中医中药在防治非典中发挥了独特的作用。同年颁布的《中医药条例》明确提出："鼓励中西医相互学习、相互补充、共同提高，推动中医、西医两种医学体系的有机结合，全面发展中国中医药事业。"

朱良春表示，中医辨证，西医辨病，各有短长。证候是机体的病理反应，疾病是症状产生的原因，两者有因果关系。将辨证与辨病相结合，就是发挥中西医诊治疾病的集合优势，创造新的诊疗体系。

在卫生部中日友好医院，几乎每有一个西医科室便有一个中医科室与之相对应。彭明强介绍，为了适应新的医疗发展和患者需求，医院对部分科室设置进行了相应的调整，一部分中医科室被保留了下来，还有不少中医大夫留在了西医科室中继续从事临床工作，形成了中西医结合的治疗特色。

从简单"混合"到有机"结合"，最终到完全"融合"，是中西医结合发展的趋势。陈凯先认为，中西医结合要分三个层次，第一层次是两种医疗手段的综合运用；第二层次是理论上的结合，形成新医学和新药学；第三层次是思维方式的融合，也就是哲学层面的融合。

中华医学会副会长、浙江省科协主席李兰娟院士认为，中医是中国特有的医学。中西医在中国结合是一个很自然的事情。两种医学互相借鉴学习，甚至部分达到互相融合，长此以往，必然产生中西医结合的新医学——中国医学。

颜德馨说："新医改需要大量全科医师，培养中西医结合人才最切合人民需要，且多快好省，不失为最佳方案。"范永升认为，中西医结合医学是一门卫生资源最节约的医学，防病治病效果最好、副作用最少、服务面最广。他建议，把中西医结合作为国家医学战略进行规划实施。

中西医如同左右手

　　如果一个人光有一只手，总不如两只手配合起来
有效。中西医之间不能互相轻视甚至敌视，而要携手
合作。

　　最近，网上有一位西医博士"吐槽"：西医的许多理论与
临床自相矛盾，而且有很大局限性，因此建议取消西医。这样
的说法虽然偏激，但在中医圈颇有市场。

　　西医进入中国不过百年，却改变了中医一统天下的局面，
中医生存空间逐渐缩小，临床阵地不断萎缩，中医越来越边缘
化。一些中医认为，中医沦落到今天的地步，都是西医惹的
祸，甚至把西医视为中医的敌人。在他们看来，中医和西医不
是"东风压倒西风"，就是"西风压倒东风"。从上世纪初上海
擂台赛的较量，到今天脉诊验孕的比拼，中医西医明里暗里过
招，似乎都希望灭对方威风，长自家志气。

　　区分中医西医的高下，老百姓不相信自卖自夸，因为"公
说公有理，婆说婆有理"。医学是讲究实证的，老百姓更看重
疗效。中医和西医是两种不同的医学体系，双方的经验可以相
互借鉴，双方的教训也可以相互吸取。一位美国心脏外科学会
成员、加州大学医学院心脏专家，心甘情愿拜国医大师邓铁涛
为师，为神奇的中医学所折服。因为邓铁涛的几服中药，解决
了西医临床的难题——心脏术后血管再狭窄。这就是疗效的说

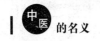

服力。

尽管中西医之间有竞争关系，但绝不能以否定和打压另一方为前提。无论是贬低中医还是贬低西医，都无助于另一种医学的发展。中医西医有点像人的左右手，有的病以左手为主、右手为辅，有的病以右手为主、左手为辅。没中医能看病，没西医也能看病。但是，如果一个人光有一只手，总不如两只手配合起来有效。中医西医各有侧重，各有所长，打法不一样，优势病种也不同。二者的关系是互补，共存于人类战胜疾病的过程中。

在疾病面前，医学有时仍显得无能为力。无论中医西医，都没有"万能神药"，都不能包治百病，关键是如何去发挥不同医学的专长。中医和西医有机结合起来，发挥各自优势，才能相辅相成、相得益彰。白血病俗称"血癌"，其中急性早幼粒细胞白血病最凶险、病程发展最迅速，致死率很高。中国工程院院士王振义、中国科学院院士陈竺开发出全反式维甲酸和三氧化二砷联合疗法，使千千万万白血病患者因此得以存活。医学界认为，早幼粒细胞白血病有可能成为人类第一个可治愈的急性粒细胞白血病。陈竺说："对白血病的研究，我深深感到非常有必要将传统的中医学与现代西医学结合起来，不仅用现代的分离和分析技术鉴定中药里发挥作用的成分，也要学习传统中医重视人体综合平衡的可贵思想，并不断加以提高。"如果不是中西医结合，这样的重大科研成果很难诞生。

有人说，中医真正的敌人是中医自己。中医要想发展，不能靠贬低西医，而是保持中医特色，不断提高临床疗效，解决人类健康难题。中西医之间不能互相轻视甚至敌视，而要携手合作，扬己所长。只有"美美与同"，才能更好地维护人类健康。

中医缘何傍西医

中医生存不能靠西医，破除"西医依赖症"，关键是树立中医信心。

前几天，一位朋友去某医院中医科看感冒，尽管望、闻、问、切一样也没少，医生却一直等着验血结果出来，才给他开方抓药。朋友感叹："离开化验单，中医还会看病吗？"

这貌似个案，却反映了一个普遍现象。在不少中医看来，仪器设备不是西医专属的，中医也可以拿来用，该用就用，不用白不用。在临床上，他们认为缺乏数据量化的中医"四诊"检查，不如用仪器设备检查更准确，中医诊断司外揣内的自信心慢慢消解。在古代医家手中，脉诊是断病决死生之看家法宝，而今却变成了中医的辅助工具，甚至成为"遮羞布"。中医犯了严重的"西医依赖症"：中医要准确诊断，离不开化验单；中医要想有疗效，就要中药西药一起吃，中西医结合疗效才会好。

破除"西医依赖症"，关键是树立中医信心。西医有其自身无法摆脱的局限性。当抗生素、手术刀、激素三板斧使尽，有时西医也会束手无策。就以胆结石为例，一刀切的手术能切掉患病的胆囊，治标不治本，像割韭菜一样治疗，有的患者一年时间竟然进行了七次手术取石。手术切除了胆囊，胆囊不会再长结石了，可与胆囊密切关联的脏器、管道还在，而生成结石的因素并没有消除，再生的结石长在肝管内，病人最初的胆结石被治成肝结石。西医有时是在控制疾病，而不是治疗疾病。躲在西医身后，中医即使治好病，老百姓也不知道是中医管用还是西医有效。

中医为何沦落到傍西医的份上？病根是缺乏中医思维。"靡不有初，鲜克有终"，不少初学中医者抱着良好的愿望，学习岐黄之术治病救人，结果却学成了伪中医——名为中医，实为西医。中医教材越来越现代化，语言表达越来越标准化，传统文化越来越边缘化，中医学子学不到真正的中医思维，学不到真正的中医临床技能。粗浅的西医加上粗浅的中医，他们开出的方子一般会有几十味药，因为大方效全，似乎可以包治百病。舌红就是热，三黄栀子生石膏；苔腻就是湿，苍术白蔻车前子；腰腿痛，桑枝狗脊川牛膝……药物和病证简单地一一对应，不懂中医的精髓，中医自然很难达到临床上的疗效。连医生自己也慢慢地对中医失望，转而寻求西医的帮助，最终走上了投靠西医的道路。中医傍西医另一个重要原因是中医院西化。由于中医药收费项目少、价格低，靠单纯的中医无法生存，不得不依赖西医来养活中医。如不改变目前不合理的体制，中医只能是拿着金碗讨饭吃。

有人说，杀死中医不用刀，"中医规范培训"就是套在中医脖子上的绳索。话虽偏激，却不无道理。西医是标准化教育，建立住院医师规范化培训制度，是培养合格临床医师的必经之道，类似培养西餐的厨师，做出口味统一的汉堡和薯条。而中医讲究个性化教育，类似培养各大菜系的主厨，不同菜系的厨师各具特色，做出的川菜是川菜的味，鲁菜是鲁菜的味。中医规范化将难以学到师承教育的精华，在西化的中医院灌输的是西医思维和西医知识。这无疑戳中了中医的死穴，当一批又一批的"标准化中医生"成长起来后，他们已经被西医思维规范成型，看病就再也离不开西医了。

中医生存不能靠西医，而是要靠真功夫。如果中医总是傍着西医，虽然要不了命，却也治不了病，临床上没有疗效，老百姓就会用脚投票，最终导致中医衰亡。中医药健康发展，关键是建立符合中医药特色的体制机制，改变中医西化、中药西管的局面，创造宽松的政策环境，让老百姓为中医点赞。

中医打开肿瘤的正确方式

单用"矛利"的西医或者"盾坚"的中医，都不是治疗肿瘤的唯一方式。治疗肿瘤应辨证论治，因人而异，没有必要厚此薄彼，一种医疗手段也好，两种并用也好，一切以病情的需要为中心。

2016 年 9 月，90 后演员徐婷患淋巴肿瘤不幸逝去。有人将徐婷死因的矛头指向中医，于是一场中西医之争再次引发关注。

中医与西医的治病理念不同，中医治的是人，西医治的是病。以肿瘤为例，西医要用手术刀切除患病的部位，运用化疗和放疗，甚至不惜动用"虎狼之药"，杀死癌细胞，讲究的是除恶务尽。中医则更强调提高人体的免疫力，"正气存内，邪不可干"，容忍带瘤生存，让肿瘤细胞失去生存的环境，慢慢地凋零。

治疗肿瘤的正确方式，究竟是中医还是西医？中医治疗原则之一就是判断正邪：邪盛为主，重驱邪；正虚为主，重扶正。在驱邪阶段，运用中医，人自身的免疫系统已经难以成为屏障，挡不住肆无忌惮的"强盗"；而扶正时，如果一味地用西医，杀灭所有的癌细胞，也可能伤及无辜，令正常肌体严重受损。

由此可见，单用"矛利"的西医或者"盾坚"的中医，都不是治疗肿瘤的唯一方式。治疗肿瘤应辨证论治，因人而异，没有必要厚此薄彼，一种医疗手段也好，两种并用也好，一切以病情的需要为中心。

习近平总书记在全国卫生与健康大会上强调：要着力推动中医药振兴发展，坚持中西医并重，推动中医药和西医药相互补充、协调发展，努力实现中医药健康养生文化的创造性转化、创新性发展。

中医西医不是互掐的对手，而需要在征服疾病时相互联手，各用所长，避其所短，达到最佳的疗效。拿非小细胞肺癌为例，中国中医科学院广安门医院肿瘤中心主任林洪生曾把患者分为中医治疗组、中西医治疗组、单纯西医治疗组，她的结论是，对于晚期肿瘤采用中西医治疗比单纯中医好，也比单纯西医好。

中医药和西医药相互补充、协调发展，同样离不开现代科技的助力。哈尔滨医科大学附属第一医院张亭栋教授获得"求是杰出科学家奖"，因其在使用砒霜（三氧化二砷）治疗白血病上所做出的奠基性杰出贡献。

为什么能让恶性肿瘤"缴械投降"？上海血液研究所王振义、陈竺两位院士联合张亭栋教授等人分别从临床观察和机理探秘中进行科研，结果发现，砒霜对急性早幼粒细胞有诱导分化作用，并使癌细胞凋亡——使其走向程序化死亡的"自杀"
之路。这种疗法推广到全世界，成为今天全球治疗此类白血病
的标准药物之一。借助最新科技，我们有可能从中医药这个宝
库中寻找到新的途径，最终战胜凶险的疾病。

统计显示：2015 年我国新发癌症病例数 429.2 万，相当于
平均每天新发 1.2 万例癌症；有 281.4 万癌症死亡病例，相当
于平均每天 7700 人死于癌症。平均每分钟 5.2 人死于癌症，
让人触目惊心。

真正进入肿瘤晚期，无论中医还是西医，都难以妙手回
春。但有专家认为，我国人群中约 60% 的癌症是可以避免的。
最好的治疗就是预防。引入治未病理念，树立大卫生、大健康
的观念，倡导健康文明的生活方式，我们同样可以让肿瘤君走
开。

中药西管逼退灵验药膏

丸散膏丹生产门槛太高

一位老人患皮炎多年，用了很多西药都不见效。最近，他
来到北京中医医院，医生给他开了一种便宜的黑色药膏，很快
就痊愈了。据了解，这种具有百年历史叫做黑色拔膏棍的药膏
已断档多年，最近才重获生产。

北京中医医院皮肤科副主任周东梅说，按照传统方法炮制
的丸、散、膏、丹，仅限于医疗机构内部使用，被称为中药院

内制剂。黑色拔膏棍就是其中之一，用于治疗慢性湿疹等皮肤病，这是医院在整理著名中医专家赵炳南临床经验方时发现。据说，京剧大师梅兰芳曾被湿疹所困，用了黑色拔膏棍外涂后，得到根治。以前，医院的皮科中药制剂有 100 多种，临床疗效非常独特。但是，由于种种原因，现在很多都已停产。

在山西稷山县骨髓炎医院，院长杨文水用自己研制的制剂，治好了上万名骨髓炎、骨结核患者。4 年前，医院共有 38 种丸、散、膏、丹，但现在只剩 10 多种，其余的因生产门槛太高而放弃。

2005 年 8 月，国家药监局出台了《医疗机构制剂注册管理办法》(试行)。该办法对医院制剂室的面积、设施、环境等都做了严格管理要求，医院需要投入高成本建造制剂室，不同的剂型需要不同的设施和制剂室。目前中医医疗机构原有的制剂室，大部分没有达到医疗机构制剂配制质量管理规范(GPP)标准，因而只能关闭。目前，北京市只有 6 家制剂室具有这种资质。

按照《医疗机构制剂配置质量管理规范》(试行)，绝大多数制剂必须在净化区内生产，但有些中药制剂生产如黑膏药、外用酊剂等并不需要这样严格的条件。据调查，北京 50%~70%的院内制剂被市售药品所取代。

深圳市中医院院长杨卓欣说，政府对中药制剂的生产条件要求与化学药品接近，因为门槛太高，中医医院纷纷取消制剂生产室。

注册审批费用高时间长

中国中医科学院广安门医院李冀湘说，中药制剂的研发原来分为两个阶段，一是临床验证，二是配制药物。最近又加了长期毒性实验和现场考核。因此，研发一个院内制剂，需要付出大量的人力物力。

据国家中医药管理局和国家食品药品监督管理局组织的一项最新调研，发现医疗机构研制中药制剂的总费用在 10 万~70 万元不等，时间在 6~36 个月。

"把中药当成西药管，导致众多中药制剂不得不放弃。"从事中医院管理长达 16 年的杨卓欣认为，中医药制剂管理越来越苛刻。由于投入高，回报低，大多数医院只好选择放弃。

周东梅说，赵炳南大师留下了很多皮科制剂，需要根据不同病情制作不同剂型。按照现在的申报注册要求，每一个剂型算一个新品种，都需要做药学研究和临床，这相当于把中药制剂作为一种新药去开发。

北京西苑医院王承华认为，临床前研究工作中要求做长期毒性试验，而长期毒性试验一般需要 6 万~12 万元。对部分不含毒性成分的传统剂型中药制剂来说，其必要性值得研究。

专家建议实行备案管理

院内制剂是中药处方权的延伸。中国民族医药学会会长诸国本说，把处方变为制剂，不仅可以满足临床需要，同时有利于新药开发。比如复方丹参滴丸、三九胃泰冲剂等等，原本都是中药制剂。

院内制剂大多来源于成方或者老医生的经验。王承华说，中药院内制剂在使用过程中，如果出现问题，医生可以进行调整。院内制剂不是新药，按照新药的标准来批准医院制剂，明显不合适。因此，院内制剂注册应与中医药的特点相适应。

中国中药协会副会长张世臣认为，医生处方变成制剂，经过了相当长的时间，是几十年甚至几代人积累的经验。医院制剂是由医院组织专家来认定的，它的有效性和安全性，应由医院和医生负责。

中医药国情调研组执行组长陈其广研究员建议，依据传统经典方制成的院内制剂应实行备案制。由同级中医药行政部门备案，备案后由医疗机构自主管理，变"监督保证质量"为"主动保证质量"。

中西医要一碗水端平

中医的脚被迫穿上西医的鞋子。实现中西医并重，首先要结束中西混业管理。不把中医药从西医药里拉出来，中医药就永远发展不起来。

我的一位亲戚最近发烧，在当地医院连着检查、输液，折腾了 50 多天，一直不见好。他想来北京找一家大医院看病，我建议他找中医看看再来。结果三服药下去，烧就退了，再没反复。亲戚说："之前白受那么多罪，看病咋就没想起中医来！"

不少人看病上医院，首先想到的就是西医院，根本想不起中医这茬。中医受冷落，主要原因在于西医被认为是主流医学，占据主导地位。1926 年 3 月，梁启超因小便出血被诊断为肾肿瘤，医生建议切除坏肾，手术中却将健康的右肾切除。

对于这起"医疗事故",梁启超却一直为西医辩护。实际上,梁启超术后病情日益加重,不到 3 年就去世了。这种厚西薄中的观念延续至今。中西医的学术地位差距悬殊,西医独占鳌头,中医只能处于从属地位。

西医进入中国历史并不长,由于抗生素、手术刀、疫苗的普遍使用,使"华佗无奈小虫何"的烈性传染病得到有效控制。CT、B 超等先进设备的引入,提高了诊断的准确率。我国人均寿命大幅提高,与西医的普及密不可分。西医被认为是主流医学,占据主导地位。

在西医蓬勃发展的同时,中医却日渐衰落。中西医不能平起平坐,主要源于中医西管。目前我国中医药管理职能薄弱,机构设置堪称"高位截瘫",中医药管理机构在省级以下就"断了腿"。全国 280 多个地级市,成立中医药管理局的不到一半,不少地级市连中医科也没有,许多县甚至没有专人负责。用管西医的方法管中医,结果是削足适履,中医的脚不得不穿上西医的鞋子。以经典名方为例,中国人吃了几千年的方子,如果想做成中成药,必须像研发新药一样从头再来,人吃了不算数,还得做动物试验,让小白鼠点头。而日本却将《伤寒论》《金匮要略》中的 200 多个方子,直接开发为汉方药行销世界。

中西医不能"一碗水端平",导致西医腿长、中医腿短。全国首次中医基本情况调查显示,我国每万人中医执业医师数量仅有约 3 人,每万人中医医院床位数不到 4 张。中医执业医师占全国执业医师的比例为 21%,中医医疗机构仅占 8%,中医在全部医疗服务中的比重只占 10%。西医一家独大,医疗服务的天平越来越向西医倾斜。有人调侃说,中西医能够"并存"就算不错了。

中医药是打开中华文明宝库的一把钥匙，植根于中国传统文化。面对我国人口多、底子薄的国情，中医药简便验廉的优势不可替代。构建中国特色的基本医疗制度，离不开中医药的支撑，中西医起源不同，各有短长。中西医并重，就是将二者优势汇聚，短长互补，协调配合，提供最佳医疗养生保健方案。慢性病是生活方式病，相对西医来说，中医的优势在于治未病，对付慢性病更经济更有效，更契合医学模式转变，有利于推动从疾病为中心转向以健康为中心。

实现中西医并重，首先要结束中西混业管理。著名中医研究专家贾谦认为，不把中医药从西医药里拉出来，中医药就永远发展不起来。专家建议，应当自上而下分类管理、分业运营，维护中医药的独立性，最大限度减少干扰。当前，腿短的中医跟不上腿长的西医，中西医差距进一步拉大，政府亟须加大对中医的扶持力度，重点是落实对中医药事业的投入政策，改革中医药价格形成机制，给长期"失血"的中医"输血"，逐渐增强其"造血"功能。

习近平总书记在全国卫生与健康大会上指出，要着力推动中医药振兴发展，坚持中西医并重。希望各方平等对待中西医，充分发挥中医在治未病中的主导作用、在重大疾病治疗中的协同作用、在疾病康复中的核心作用，让中西医相互补充、协调发展，共同谱写健康中国的新篇章。

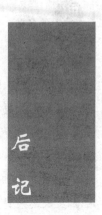

后记

京城七月，酷热难耐，迎来一场久违的雨。雨后凉风习习，竟不住思绪万千。8年前，博大精深的中医药撕开内敛的我，让我身醉心也醉，岐黄之旅由此开启。

中医药植根于五千年的传统文化，在现代语境常处于舆论的风口浪尖，屡遭所谓"科学性"的嘲讽。在"中医黑"与"中医粉"公然互撕的语境下，探访寻觅杏林，却演绎着"爱恨情仇"。

有爱。因工作关系，认识了不少中医名家大师，更结识了好多同行。真是心有灵犀，不测而知，不问而觉，中医人给我满满的关爱。纪录发展进程，回应社会关注，言论不啻为一件以正视听的利器。出现热点事件，热切的中医粉期待我的发声，不失语、不乱语，不吐不快，为中医药鼓与呼，正是我职责所在，由此赢得中医评论员的美誉。感谢那些不认识的朋友，常在文尾留言："王兄弟辛苦了。"一声兄弟好亲切！还有网友留言："中医的发展还需要更多的'王君平'们。"中国中医官方微信转发我的稿件时，在标题上还特意加注我的名字，以期汇聚发展的力量。因文会友，相识相交，一切皆因结缘中医。中医人的大爱，让我好生感动。你们永远是我的真爱。

有恨。中西医并重实施多年，在现实中却难一碗水端平。中医发展总是良莠不齐，或许是对中医不自信，打着中医的牌子，走着西医的路子，"哀其不幸、怒其不争"，成为"黄皮白心"西化的中医。更可恨的是，张悟本、马悦凌等打着中医的幌子，骗人骗钱。吃瓜群众分不清真伪，却把账记在中医头上。为草根中医的发展捉急，有点恨铁不成钢。期盼30多年的中医药法出台，能否给民间中医一片天，让散落的珍珠重放光彩？杜绝"野蛮人"，屏蔽伪大师，提高从业门槛，供给侧改革亟待加力。最恨自己力不从手，不是重复自己，就是在重复别人，无法让中医的声音更嘹亮，顿觉"蓝瘦香菇"。

有情。在沧桑的夜晚，我无以为语，与灯相伴，叙说传统医药无奈的落寂，倾听中医中药被迫西化的悔意，思索中华国粹历久弥新的传奇。中医药出现在无眠的挣扎中，浮现在酣然的梦境里，不知是要打开尘封的记忆，还是要翻开崭新的未来。受我感染，妻子李华半路改行，毅然加入到中医药工作之列。只是中药家底未清，她中年因病早逝，让人嘘唏不已。与中医药情缘，离不开妻子多年来的相守陪伴，更寄托着她未尽的心愿。念念不忘的岐黄术，平添了我无尽的思念。

有仇。爱屋及乌，自然恨屋及乌。一直为中医呐喊，也和中医黑结"仇"，成为被辱骂被攻击的"靶子"。自己是个门外汉，功力明显不足，无论是政策水平，还是中医学养，一直是补不起的短板。为了中医药事业的发展，作为局外人却挺身而出顾不上藏绌。感谢中医黑点名批评，让我时刻保持深刻自省，对中医药心生敬畏，吟安一个字，捻断数茎须。在思想多元的今天，中医黑不会高悬免战，更不会偃旗息鼓。质疑中医不科学，骨子里难舍的是文化不自信。中华民族的复兴，传统文化的回归，中医药将成为中国人生活方式，这个"仇"迟早会化开。

不知不觉，报道中医中药8年；不离不弃，从门外汉变成膜拜者。在中医看来，8年是男子生命的一个周期。中医思考，记者积淀，兹以此做一小结，将这些稿件结集出版，难免滥竽充数之作，确有敝帚自珍之嫌，却呈现真实的自我，展现记者的成长。如果部分文章不至于自己脸红的话，离不开人民日报经济社会部龚雯主任、白剑峰主编用心把关、精心修改，化腐朽为神奇，感恩多年来的关心和支持。感谢本报版面同事甘为嫁衣细心编排，同心协作。

中医药报道，离不开国家中医药管理局的支持和帮助，特别是得到国家卫生计生委副主任、国家中医药管理局局长王国强的厚爱，往事历历在目，难忘大恩。感谢中国工程院士、中国中医科学院常务副院长黄璐琦关爱故旧，欣然作序。国医大师路志正、北京中医药大学校长徐安龙、甘肃省原卫生计生委主任刘维忠、世界针灸联合会主席刘保延、厚朴中医学堂堂主徐文兵、中医学者罗大伦博士在百忙之中联名荐书，不胜感激。感谢国家中医药管理局办公室主任查德忠、政策法规司副主任余海洋、新闻办主任欧阳波、国家卫计委办公厅秘书任恒钦为本书出版不辞辛劳。感谢山西科学技术出版社编辑室主任宋伟，不厌其烦地联系沟通，容忍严重拖延的我。在此向父母家人、亲朋好友道一声辛苦，感谢多年无私的关爱。

不息为体，日新为道。中医药已写进我生活，成为生命中不可磨灭的印记。感之念之，兹以记之。

作　者

2017 年 7 月 4 日